Martin Apolin
Mach das!

PIPER

Zu diesem Buch

»Kann man tatsächlich 5 kg in einer Woche abnehmen – oder sogar 2 kg in nur 24 Stunden? Wie weit muss man gehen oder laufen, um 1 kg Fett abzunehmen? Wie weit muss man laufen, um den Brennwert von einem Bier umzusetzen? Um wie viel nimmt man in einem Jahr ab, wenn man täglich auf bloß 1 Prozent der Nahrungsenergie verzichtet? Gibt es einen Abnehmpuls? Gibt es Menschen, die völlig ohne Nahrung auskommen können? Und eignen sich Küssen und Sex tatsächlich so hervorragend, um abzunehmen? Die Physik wird Ihnen darauf und auf viele andere Fragen Antworten geben! Ich muss Sie aber vorwarnen: Oft werden Ihnen diese nicht unbedingt gefallen!«

Martin Apolin, geboren 1965, ist promovierter Physiker und Sportwissenschaftler. Er lehrte an der Fakultät für Physik der Universität Wien sowie am Institut für Sportwissenschaften und unterrichtet an einem Wiener Gymnasium. Er ist Autor von über zehn teilweise sehr unkonventionellen Schulbüchern: Sein Oberstufenlehrgang *Big Bang* ist das populärste Physikschulbuch Österreichs und auch seit einigen Jahren in Deutschland erhältlich. 2022 wurde ihm für sein didaktisches Lebenswerk von der Österreichischen Physikalischen Gesellschaft der Roman-Ulrich-Sexl-Preis verliehen. Seit einiger Zeit betreibt er den YouTube-Kanal »Apolins Physik-Universum«.

Martin Apolin

MACH DAS!

DIE ULTIMATIVE
PHYSIK DES
ABNEHMENS

PIPER

Mehr über unsere Autorinnen, Autoren und Bücher:
www.piper.de

Für Kveta, Filip, Ellen und Anna

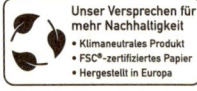

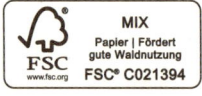

Überarbeitete Taschenbuchausgabe
ISBN 978-3-492-31145-8
Januar 2023
© 2014 Ecowin, Salzburg, bei Benevento Publishing, eine Marke der Red Bull Media House GmbH
© Piper Verlag GmbH, München 2023
Illustrationen: Mandy Fischer
Umschlaggestaltung: zero-media.net, München, nach einer Idee von Ecowin
Umschlagmotiv: FinePic®, München; Mandy Fischer
Satz: Eberl & Koesel Studio GmbH, Kempten
Gesetzt aus der Legacy
Litho: Lorenz & Zeller, Inning am Ammersee
Gedruckt bei ScandBook in Litauen
Printed in the EU

Inhalt

EINLEITUNG

Es vergeht kaum ein Tag, an dem nicht irgendwo etwas zum Thema Abnehmen zu lesen ist. Nachdem ich als Physiker nicht nur leidenschaftlich neugierig, sondern gewissermaßen auch Berufsskeptiker bin, habe ich begonnen, diese Angaben zumindest hin und wieder nachzuprüfen. Dazu muss man meistens nur ein wenig Medizin und Physik kombinieren. Warum gerade Physik? Weil alles in diesem Universum den physikalischen Gesetzen unterworfen ist, auch der Organismus des Menschen! Und deshalb spielt bei diesem Themenkomplex die Physik eine gewichtige Rolle.

Die Informationen, die man zum Nachrechnen benötigt, sind im Prinzip leicht zu finden. Und das, was man nicht findet, bekommt man, wenn man das Bekannte nimmt und die Punkte verbindet. Oft muss man nicht einmal rechnen, weil das Behauptete unmittelbar mit einem physikalischen Gesetz kollidiert. Beim Nachprüfen habe ich auf jeden Fall gemerkt, dass zwar nicht alle, aber viele Angaben falsch sind, oft sogar haarsträubend falsch, obwohl man sie immer wieder lesen kann. Manchmal handelt es sich um gutgläubig tradierte Mythen, die aus den frohen Hoffnungen der Menschen entstanden sind. Oft handelt es sich aber schlichtweg um dreiste Lügen. Ich behaupte, dass zum Thema Abnehmen öffentlich weltweit am meisten gelogen wird – politische Lügen zur Sicherheit mal ausgenommen. Klar, wenn man den Menschen in diesem Punkt das Blaue vom Himmel herunter verspricht, kann man damit seine Taschen füllen. Und schließlich liest man hin und wieder auch noch Halbwahrheiten. Das Problem bei diesen ist, dass oft die falsche Hälfte geglaubt wird.

Aber man kann mithilfe der Physik nicht nur vorhandene Angaben überprüfen. Indem man die Punkte verbindet, kommt man auch auf spannende neue Ergebnisse, die in dieser Form sonst nirgendwo zu lesen sind. Somit lassen sich eine Menge interessanter Fragen stellen und auch gleich beantworten: Kann man zum Beispiel tatsächlich 5 kg in einer Woche abnehmen – oder sogar 2 kg in

EINE LÜGE IST BEREITS
DREIMAL UM DIE ERDE
GELAUFEN, BEVOR SICH
DIE WAHRHEIT DIE
SCHUHE ANZIEHT.

MARK TWAIN

nur 24 Stunden? Wie weit muss man gehen oder laufen, um 1 kg Fett abzunehmen? Wie weit muss man laufen, um den Brennwert von einem Bier umzusetzen? Um wie viel nimmt man in einem Jahr ab, wenn man täglich auf bloß 1 Prozent der Nahrungsenergie verzichtet? Gibt es einen Abnehmpuls? Gibt es Menschen, die völlig ohne Nahrung auskommen können? Und eignen sich Küssen und Sex tatsächlich so hervorragend, um abzunehmen? Die Physik wird Ihnen darauf und auf viele andere Fragen Antworten geben! Ich muss Sie aber vorwarnen: Oft werden Ihnen diese nicht unbedingt gefallen!

Was haben Sie von diesem Buch zu erwarten? Obwohl es auch um Sport, Bewegung und Abnehmen geht, ist es weder ein Abnehmbuch noch ein Gesund-durch-Bewegung-Buch im klassischen Sinne. Obwohl es um Ernährung geht, ist es auch kein Wie-ernähre-ich-mich-gesund-Buch. Am ehesten ist es ein quergedachtes physikalisch-medizinisches Aufklärungsbuch, das gut für die Psychohygiene ist, weil Sie endlich einmal reale Zahlen lesen werden.

Vielleicht werden Sie sich an der einen oder anderen Stelle denken: Aha, deshalb hat das bei mir nie funktioniert! Aber wenn Sie tatsächlich mit dem Gedanken spielen sollten, abzunehmen, kann dieses Buch sehr hilfreich sein, weil es aufzeigt, was realistisch ist und was nicht, auch wenn Sie dabei mit den Zähnen knirschen müssen. Ich werde begründen, warum Abnehmen langwierig ist, und dass Sie, um dauerhaft abzunehmen, immer am Ball bleiben müssen. Ich habe aber auch gute Nachrichten für Sie. Zum Beispiel die, dass wirklich ausnahmslos jeder Schritt zählt.

Wenn es Ihnen wirklich ernst ist mit dem Abnehmen, lautet Ihre Devise auf jeden Fall: Mach das, und zwar mäßig, aber regelmäßig!

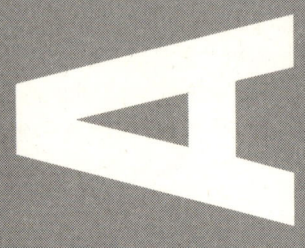

TEIL A

» DIE GRUNDLAGEN

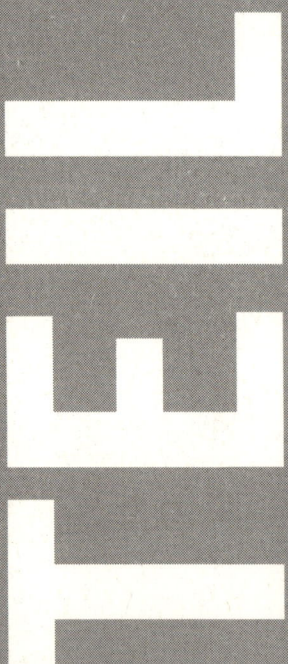

ICH NEHME SCHON ZU,
WENN ICH DAS ESSEN
NUR ANSEHE!

1. PERPETUUM STABILE, HUNGERKÜNSTLER & CO.

Um den sehr simplen und einleuchtenden Mechanismus zu verstehen, der das Zu- oder Abnehmen bestimmt, benötigt man nur sehr wenige physikalische Grundlagen. Und ich möchte gleich richtig loslegen und ohne Umschweife zum Kerngedanken dieses Buches kommen. Die mit Abstand wichtigste Zutat für unsere Zwecke ist der Energieerhaltungssatz. Wie der Begriff schon unzweifelhaft anklingen lässt, besagt der Satz, dass die Energie allezeit erhalten bleibt. Anders ausgedrückt: Energie lässt sich weder erzeugen noch vernichten!

Chronologisch betrachtet beginnt die Entdeckungsgeschichte des Energieerhaltungssatzes mit der Suche nach dem sagenumwobenen Perpetuum mobile. Sie werden sich jetzt vielleicht denken, dass ich da gedanklich etwas weit aushole. Ich mache das aber aus guten Gründen: Erstens gehört das Perpetuum mobile zum Thema Energieerhaltung dazu und wird später noch eine wichtige Rolle spielen. Zweitens werde ich das zugrunde liegende Prinzip auf den Menschen anwenden und überlegen, ob es Hungerkünstler wirklich geben kann oder ob sie alle schummeln. Und drittens werden Sie mir zustimmen, dass diese Dinge verdammt faszinierend sind!

Der Traum, ein Perpetuum mobile zu konstruieren, begeisterte die Menschen seit Jahrhunderten. Der lateinische Begriff kann sinngemäß mit »sich ständig Bewegendes« übersetzt werden. Der springende Punkt dabei ist, dass eine solche Maschine ständig Energie abgeben und somit Energie aus dem Nichts erzeugen würde. Und das wäre natürlich wahnsinnig praktisch.

Die Suche nach dem Perpetuum mobile ist vergleichbar mit dem Wunsch, aus Dreck Gold zu machen, eine Zeitmaschine zu konstruieren, mit Überlichtgeschwindigkeit zu anderen Sternen zu reisen oder zumindest einen fliegenden Teppich zu besitzen. Letzteres war übrigens mein großer Kindheitstraum. Erste Versuche, diese Wundermaschine zu bauen, stammen wahrscheinlich aus Bayern um das 8. Jahrhundert.[1] Im 12. Jahrhundert tauchte die Idee für ein

Perpetuum mobile in Indien wieder auf. Um 1150 schrieb der indische Mathematiker und Astronom Bhaskara über eine von ihm erfundene Konstruktion (Abb. 1 links): »Die Maschine dreht sich mit großer Kraft, weil das Quecksilber auf der einen Seite näher an der Achse ist als auf der anderen Seite.«[2] Offensichtlich hat er seine Idee aber nicht in der Praxis erprobt, denn eine nach seinen Plänen gebaute Maschine bleibt schnell stehen und ist dann nur mehr ein Perpetuum stabile.

Abb.1 PERPETUA MOBILIA

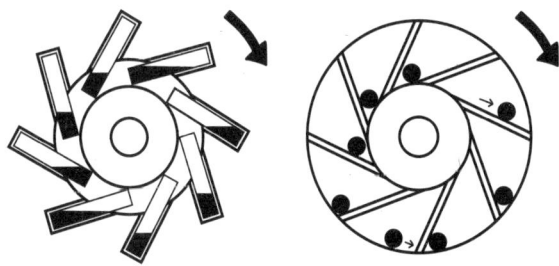

Indische Modelle für Perpetua mobilia, etwa um das Jahr 1150 n. Chr. Durch das Rinnen der Flüssigkeit bzw. das Rollen der Kugeln soll der rechte Teil Übergewicht bekommen und somit das Rad zur ewigen Drehung veranlassen

Doch das angegebene Konstruktionsprinzip zieht sich von da an mit Abwandlungen durch die Geschichte der Perpetua mobilia: ein radförmiger Mechanismus, an dem Massen befestigt sind, die auf mehr oder weniger komplexe Weise ihren Schwerpunkt verändern. Im Lauf der Jahrhunderte gab es Myriaden von Versuchen, Perpetua mobilia zu bauen; nicht nur mechanische und magnetische, sondern auch hydraulische, elektrische oder thermische Konzepte. Die Faszination, die von diesen Wundermaschinen ausgeht, scheint ungebrochen zu sein. Noch heute gehen jährlich bei den Patentämtern unzählige Entwürfe von solchen Wundermaschinen ein. Es gibt natürlich ein ganz gravierendes Manko: Alle sind bis jetzt stehen geblieben!

Und damit sind wir wieder zurück bei der Energieerhaltung. Nehmen wir einmal reale Maschinen aus dem Alltag: Der Motor Ihres Autos zum Beispiel läuft brav vor sich hin, aber Sie müssen ihm Energie in Form von Benzin zuführen. Auch bei Bus, Straßenbahn, Handy, PC, Waschmaschine oder elektrischer Zahnbürste müssen Sie Energie zuführen. Elektrische Geräte, die am Netz hängen, führen ihre Energiequelle zwar nicht mit sich, etwa PC oder Straßenbahn, aber sie werden von außen über das Stromnetz quasi ständig mit frischer Energie versorgt.

Es handelt sich also um ein generelles Prinzip, das aus dem Alltag bekannt ist: Wenn aus einer Maschine Energie hinausfließt, sinkt diese im Inneren und man muss sie wieder nachfüllen. Man kann sich das ähnlich wie einen Wassereimer mit Zu- und Abfluss vorstellen, wobei das Wasser für die Menge der Energie steht (Abb. 2). Sie können sich aber auch ein Bankkonto vorstellen, bei dem das Prinzip dasselbe ist: Wenn Sie Geld abheben, ist nachher am Konto weniger drauf.

Würde es Ihnen gelingen, ein Perpetuum mobile zu konstruieren (Abb. 3), dann könnten Sie dieses in Ihre Wohnung stellen oder in Ihr Auto einbauen und wären mit einem Schlag alle Energieprobleme los. Aus dem Gerät würde unaufhörlich Energie fließen, die Sie nicht ersetzen müssten. Sie könnten damit Ihren gesamten Haushalt versorgen oder ohne Benzinverbrauch um die ganze Erde fahren. Wenn Sie bescheiden sind, könnten Sie damit zumindest Ihre elektrische Zahnbürste betreiben. Natürlich würden Sie mit dieser Erfindung mit einem Schlag berühmt, und selbst Jeff Bezos, Bill Gates und Co. würden angesichts Ihres Reichtums vor Neid erblassen. Und so ganz nebenbei würden Sie auch noch den Physiknobelpreis einsacken. Ein Perpetuum mobile wäre also eine verdammt praktische Sache! Doch eine solche Maschine kann es nicht geben, weil sie dem Satz von der Energieerhaltung widerspricht. Bei einem Perpetuum mobile würde ja Energie aus dem Nichts entstehen.

Wenden wir diesen Gedanken nun auf die »Maschine Mensch« an: Immer wieder, vor allem in der medialen Saure-Gurken-Zeit im

Abb. 2 REALE MASCHINE

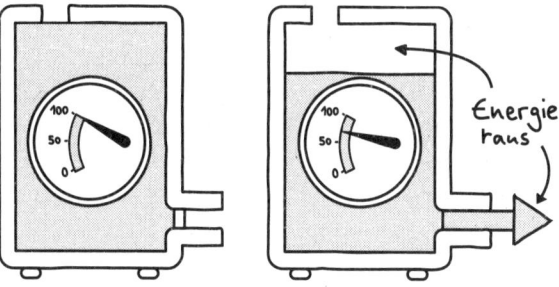

Schematische Darstellung einer realen Maschine. Die Energie, die hinausfließt, muss irgendwann wieder ersetzt werden. Die Energie kann zum Beispiel in Form von Bewegung oder Wärme hinausfließen.

Abb. 3 (LEIDER) UNREALE MASCHINE

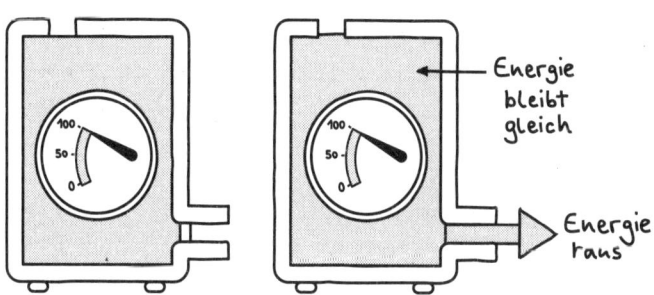

Schematische Darstellung eines – leider unmöglichen – Perpetuum mobile. Aus diesem würde immerfort Energie hinausfließen, ohne dass man diese ersetzen muss. Energie würde also aus dem Nichts entstehen.

Sommer, ist von Menschen die Rede, die angeblich ohne Essen auskommen. Das ist einer der Mythen, die nicht auszurotten und vor allem in Esoterikforen immer wieder anzutreffen sind. Glauben Sie diese Meldungen nicht! Als Physiker garantiere ich Ihnen hundertprozentig, dass alle diese Hungerkünstler heimlich essen oder zumindest Nährstoffe in flüssiger Form zu sich nehmen. Auch wenn

Abb. 4
REALER MENSCH

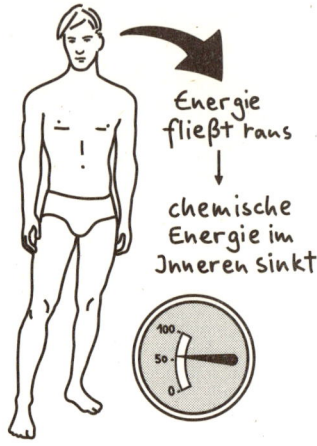

Energie fließt raus

↓

chemische Energie im Inneren sinkt

Abb. 5
HUNGERKÜNSTLER

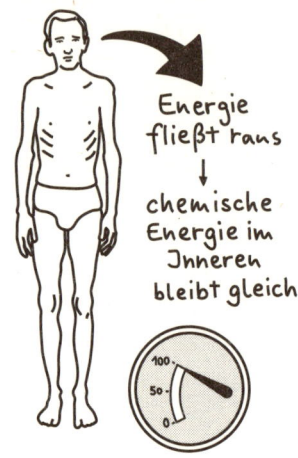

Energie fließt raus

↓

chemische Energie im Inneren bleibt gleich

Wenn Energie aus dem Körper hinaus-fließt, etwa durch Bewegung oder Wärme, wird im Körper die Energie weniger. Diese kommt aus unseren Nahrungsspeichern und muss ersetzt werden (Vergleichen Sie mit Abb. 2).

Bei einem Hungerkünstler würde Ener-gie aus dem Körper fließen, ohne dass die Energie im Inneren sinkt. Er wäre ein menschliches Perpetuum mobile – unmöglich (Vergleichen Sie mit Abb. 3).

der Guru nur herumläge, würde aus seinem Körper ständig Wärme herausfließen, und diese müsste er früher oder später ersetzen. Ein Hungerkünstler wäre nämlich die perfekte biologische Umsetzung eines Perpetuum mobile (Abb. 4 und 5) – und genau das gibt es eben nicht!

Ein wichtiges Prinzip in den Wissenschaften ist, dass man in der Lage sein muss, jede seiner Behauptungen zu belegen. Darin unter-scheiden sich diese wohltuend von Pseudowissenschaften und Eso-terik. Bei diesen werden ja Dinge einfach nur behauptet, und das war es dann. Wenn ich also jetzt schon mehrfach beteuert habe, dass es ein Perpetuum mobile nicht geben kann, weil es der Erhal-tung der Energie widerspricht, dann müssen natürlich Belege auf den Tisch, und das mache ich gleich in den nächsten Kapiteln, indem ich die Geschichte der Entdeckung des Energieerhaltungssatzes erzähle. Und genau diese Energieerhaltung ist es, die bestimmt, ob Sie abnehmen oder nicht!

2. BLUT IST EIN GANZ BESONDRER SAFT

Die jahrhundertelange Suche nach dem Perpetuum mobile war also nicht von Erfolg gekrönt. Da begann es so manchem zu dämmern, dass diese Maschinen einfach nicht zu bauen sind. Bereits Leonardo da Vinci soll um 1500 davon überzeugt gewesen sein, dass Perpetua mobilia unmöglich sind – obwohl er selbst welche zu konstruieren versuchte. Vielleicht dachte er sich ja, wenn ich es nicht schaffe, dann schafft es niemand? Seine Vermutung spricht für seine physikalische Intuition, er hatte aber keinen wissenschaftlichen Beleg in der Hand.

Die französische Akademie der Wissenschaften veröffentlichte 1775 in ihren Annalen einen Text zum Thema Perpetuum mobile, in dem sie festhielt, dass diese unmöglich seien. Es wurden von ihr ab diesem Zeitpunkt auch keine Arbeiten mehr zu diesem Thema angenommen oder geprüft. Aber auch dabei handelte es sich um eine zwar sehr vernünftige, aber wissenschaftlich nicht belegte Vermutung. Bis zum ausformulierten und experimentell abgesicherten Energieerhaltungssatz sollten noch einmal viele Jahrzehnte vergehen. Das lag daran, dass es noch dauerte, bis die PhysikerInnen Begriffe wie »Kraft«, »Energie« oder »Arbeit« sauber voneinander trennen konnten.

Um 1840 lag der Energieerhaltungssatz aber quasi schon in der Luft. Die Zeit war reif für die entsprechenden theoretischen Arbeiten und, wie es sich für vernünftige Wissenschaft gehört, für die dazugehörigen Experimente. Der Energieerhaltungssatz wird meistens mit drei Forschern in Verbindung gebracht, mit *Mayer*, *Joule* und *Helmholtz*. Diese legten nahezu zeitgleich das theoretische und experimentelle Fundament, das die ablehnende Haltung der Akademie der Wissenschaften zumindest im Nachhinein rechtfertigte.

Die erste wissenschaftliche Entdeckung zum Thema Energieerhaltungssatz machte der deutsche Arzt *Robert Julius Mayer* (Abb. 6). Deshalb wird der Satz oft ihm allein zugeschrieben. Um seine Entdeckung und vor allem seine Schlussfolgerungen zu verstehen, die wiederum für das Zu- und Abnehmen entscheidend sind, müssen Sie sich den Unterschied zwischen arteriellem und venösem Blut in Erinnerung rufen. In den Arterien, die vom Herzen weglaufen, hat das Blut durch den hohen Gehalt an Sauerstoff eine hellrote Farbe. Diese Blutfarbe sehen Sie, wenn Sie sich zum Beispiel in den Finger schneiden – oder in einschlägigen Splattermovies. Während das Blut durch Ihren Körper fließt, gibt es aber nach und nach seinen Sauerstoff ab und wird dafür mit Kohlenstoffdioxid angereichert. Wenn es in den Venen wieder zum Herzen zurückfließt,

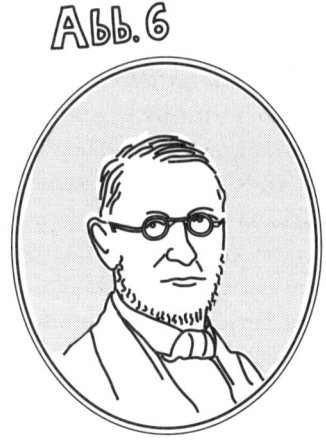

Abb. 6

ROBERT Julius MAYER

Der Heilbronner Arzt Robert Julius Mayer, der die ersten wissenschaftlichen Entdeckungen zum Thema Energieerhaltungssatz machte.

sieht es durch den niedrigen Sauerstoffgehalt violett oder dunkelblau aus. Diese Blutfarbe kennen Sie von der Blutabnahme – außer Sie sehen dann immer weg.

Wofür wird der Sauerstoff im Körper aber benötigt? Oder anders gefragt: Warum müssen wir atmen? Damit die Energie aus den Nährstoffen genutzt werden kann, müssen diese verbrannt werden. Chemiker sprechen lieber vom Oxidieren. Mir ist der Begriff »Verbrennung« aber sympathischer. Wie dem auch sei, für eine Verbrennung ist natürlich immer Sauerstoff notwendig. Verallgemeinert und vereinfacht kann man die sogenannte Reaktionsgleichung, die im Inneren Ihres Körpers abläuft, so formulieren:

Kohlenhydrate/Fett + Sauerstoff → Wasser + Kohlenstoffdioxid + Energie

Die »Maschine Mensch« läuft also sehr umweltfreundlich. Wichtig ist die bei der Reaktion freigesetzte Energie: Diese Energie ist es, die uns am Leben erhält.

Nun haben wir alles beisammen, um Mayers Entdeckung zu verstehen. Dieser arbeitete um 1840 als Schiffsarzt in Indonesien und machte dort beim Blutabnehmen eine sehr interessante Beobachtung: nämlich dass das abgenommene Blut eine hellere Farbe hatte, als das in der Heimat in Deutschland der Fall war. Das hatten vor ihm zwar auch schon andere Ärzte entdeckt, aber es war noch niemand dem Phänomen auf den Grund gegangen. Mayers völlig richtige Schlussfolgerung war, dass wegen der hohen Temperaturen in den Tropen der Körper weniger Energie umsetzen muss, um seine Temperatur zu erhalten. Salopp gesagt braucht man dort also weniger oder gar keine Körperheizung. Wenn man weniger Energie umsetzt, hat man aber gemäß der Reaktionsgleichung einen geringeren Sauerstoffverbrauch. Sie könnten also im Prinzip an der Farbe des venösen Blutes abschätzen, wie hoch der Energieumsatz gerade ist. Das wäre doch mal was für *Wetten, dass* ...

Mayer zog aus seinen Beobachtungen den korrekten Schluss, dass auch Wärme* eine Form der Energie ist. Somit musste es aber zum Beispiel auch möglich sein, mechanische Energie durch Reibung in Wärmeenergie umzuwandeln. Und genau das machte er dann mit einer von ihm konstruierten Maschine. Ein ganz ähnliches, unfreiwilliges Experiment nach diesem Prinzip haben Sie vielleicht als Kind durchgeführt, wenn Sie sich beim Runterrutschen an einem Tau die Hände verbrannt haben. In diesem Fall haben Sie den Energieerhaltungssatz qualitativ nachempfunden.

Außerdem berechnete Mayer bereits ziemlich genau die notwendige Fallhöhe, damit sich ein aufprallender Gegenstand um 1 Grad Celsius erwärmt. 1842 schrieb er: »Fallkraft [heute würde man

---

* Physikalisch korrekt müsste man von thermischer Energie sprechen und nicht von Wärme. Wärme ist jener Teil der thermischen Energie, der bei der Berührung zweier Körper von selbst überfließt.

dazu potenzielle Energie sagen], Bewegung [Bewegungsenergie], Wärme [thermische Energie], Licht und Elektrizität [elektrische Energie] sind ein und dasselbe Objekt in verschiedenen Erscheinungsformen.«[3]

Mayer war sich der großen Bedeutung seiner Entdeckung bewusst. Er konnte sich aber, wie man an dem Zitat merkt, wissenschaftlich nicht elegant genug ausdrücken. Zum Beispiel ist es nicht sehr gewandt, die Energie als »Objekt« zu bezeichnen. Außerdem hatte Mayer einen Hang zu Spekulationen und Naturphilosophie, und das brachte ihm summa summarum nicht den gewünschten Ruf als seriöser Wissenschaftler ein. Seine Entdeckung wurde daher zunächst auch kaum beachtet und geschätzt, was Mayer in eine tiefe psychische Krise stürzte. Es gab aber ein Happy End, auf das ich im nächsten Kapitel eingehen werde.

3. EIN BIERBRAUER UND ZWEI ÄRZTE

Jetzt ist es so weit. In diesem Kapitel lege ich den Mechanismus auf den Tisch, der über Zu- und Abnehmen entscheidet. Fangen wir dazu mit dem Engländer *James Prescott Joule* (Abb. 7) an. Dieser war von Beruf eigentlich Bierbrauer, studierte aber nebenbei privat Mathematik und Naturwissenschaften. Man sagt, dass er bereits von vornherein an die Energieerhaltung glaubte. Er wollte nicht hinnehmen, dass die Energie, die man beim Heben eines Bierfasses investiert, beim Fallenlassen einfach wieder verloren geht. Das nenne ich einen sehr praxisbezogenen Ansatz!

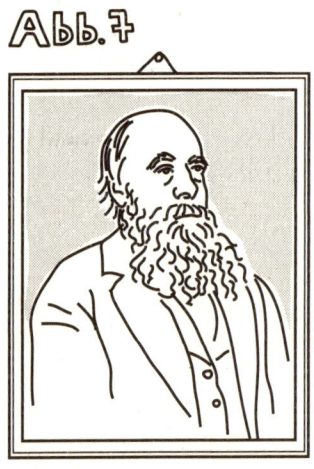

JAMES PRESCOTT JOULE

Der Physiker James Prescott Joule, nach dem die Einheit der Energie benannt ist.

Joule bestimmte im Jahre 1843, wie viel mechanische Energie notwendig ist, um eine bestimmte Menge Wasser um eine bestimmte Temperatur zu erwärmen. Mithilfe eines absinkenden Gewichts betrieb er eine Wasserrührmaschine (Abb. 8) – er quirlte sozusagen das Wasser warm. Sein Experiment ist ein absoluter Klassiker, und er kam damit auf einen Zahlenwert, der auch noch unter heutigen Standards hält. Wenn man bedenkt, dass die Messung weit über 150 Jahre alt ist, kann man das nur mit *Chapeau!* kommentieren. Weiters konnte Joule den genauen Zusammenhang zwischen Stromstärke und Wärmeentwicklung messen. Sie wissen ja, Strom kann sogar Kabelbrände verursachen! Durch seine Experimente wurde die Äquivalenz der verschiedenen Energieformen nach und nach klarer und ihre jeweiligen Umrechnungsfaktoren konnten im-

Abb.8 WASSERRÜHRMASCHINE

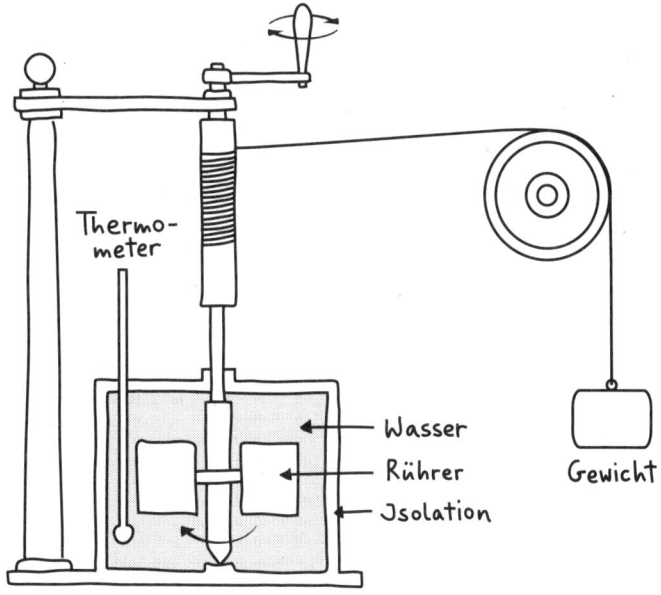

Versuchsanordnung von Joule zur Bestimmung der Umwandlung von mechanischer Energie in Wärme. Das Gewicht sinkt ab und betreibt einen Rührer, der das Wasser durch Reibung erwärmt.

mer exakter ermittelt werden. Seine vielen Entdeckungen auf diesem Gebiet sind auch der Grund, warum die Einheit der Energie Joule benannt wurde.

Die dritte Person, die man unbedingt nennen muss, ist *Hermann von Helmholtz* (Abb. 9). Er war wie Mayer Arzt. Der Energieerhaltungssatz, der für die Physik so fundamental ist, wurde also von einem Bierbrauer und zwei Ärzten aufgestellt. Das finde ich sehr charmant! Natürlich wäre so etwas heutzutage undenkbar. Daran sieht man, dass sich die Art und Weise, wissenschaftliche Forschung zu betreiben, in den letzten 180 Jahren doch sehr verändert hat.

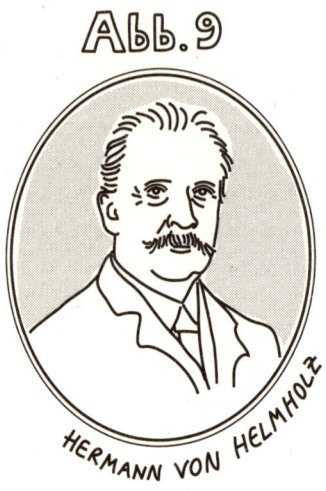

Abb. 9

HERMANN VON HELMHOLZ

Der Arzt Hermann von Helmholtz lieferte 1848 eine sehr exakte Formulierung des Energieerhaltungssatzes.

Helmholtz veröffentlichte im Jahre 1848 eine Arbeit, in der er das Energieerhaltungsprinzip bereits sehr exakt beschrieb. Seine Formulierung war sehr detailliert, aber auch ein wenig sperrig. Ich habe sie daher für unsere Zwecke semantisch zusammengestaucht:

Energie bleibt immer erhalten. Sie kann weder erzeugt noch vernichtet, sondern nur von einer in die andere Form umgewandelt werden.

Wenn Sie es noch knackiger wollen, können Sie auch sagen:

Die Energiemenge in diesem Universum ist immer gleich groß.

Oder noch kürzer:

Von nichts kommt nichts.

Das ist also der berühmte Energieerhaltungssatz, der die Grundlage der meisten Überlegungen in diesem Buch bildet. Suchen Sie sich die Version aus, die Ihnen am besten gefällt. Die Quintessenz ist auf jeden Fall, dass Energie nicht erzeugt oder vernichtet werden kann. Wenn man salopp von »Energieerzeugung« spricht, dann ist das für den Alltag durchaus in Ordnung. Streng physikalisch gesehen ist das aber nicht korrekt. Ein Wasserkraftwerk zum Beispiel *erzeugt* keine Energie, sondern es *wandelt* die mechanische

Energie des Wassers in elektrische Energie des Stroms und etwas Wärme um.

Auch die Bezeichnung »Energieverbrauch« ist demnach nicht richtig. »Energieverbauch« und »Energieerzeugung« sind – neben der falschen Verwendung des Begriffs »Gewicht« – wohl die am häufigsten falsch verwendeten physikalischen Begriffe. Der Mensch verbraucht keine Energie, sondern er wandelt die in seinem Körper gespeicherte chemische Energie aus Kohlenhydraten und Fetten in Wärme und Bewegung um. Und der für uns springende Punkt: Dabei geht kein einziges Joule verloren! Auch im Haushalt wird keine Energie verbraucht, sondern elektrische in mechanische Energie und Wärme umgewandelt. Sie zahlen also bei der Stromrechnung gar nicht den Energieverbrauch, sondern die Energieumwandlung. Eigentlich total unfair!

Jetzt bin ich Ihnen noch das versprochene Happy End schuldig. Joule und Helmholtz veröffentlichten ihre Erkenntnisse zum Thema Energieerhaltungssatz zunächst, ohne Mayer zu erwähnen, und bekamen die Ehre der Erstveröffentlichung zugesprochen. Mayer traf das, aus verständlichen, sehr hart. Nach jahrelangen Auseinandersetzungen, die ihn in tiefe Krisen stürzten und sogar zu einem Selbstmordversuch führten, erlebte er aber doch noch eine späte Anerkennung. Sein Konkurrent Helmholtz bestätigte 1854 öffentlich Mayers Prioritätsanspruch, und *Justus von Liebig*, ein berühmter und geachteter deutscher Chemiker dieser Zeit, bezeichnete Mayer 1858 als den »Vater einer der größten Entdeckungen dieses Jahrhunderts«.

4. 10 MILLIARDEN TRILLIONEN

Bevor ich zum einzigen und ultimativen Mechanismus komme, der über Zu- oder Abnehmen bestimmt, schiebe ich noch eine Vertiefung zum Thema Energieerhaltung ein, um Ihnen bewusst zu machen, wie fundamental dieses Prinzip ist und wie überaus sicher und einig sich alle WissenschaftlerInnen weltweit darüber sind. Das ist in meinen Augen deshalb wichtig, weil es punkto Zu- und Abnehmen ja viele Ursachenskeptiker gibt und man darüber kuriose Dinge lesen kann.

Seit seiner Entdeckung Mitte des 19. Jahrhunderts wurde der Energieerhaltungssatz auf Herz und Nieren getestet und seine Richtigkeit myriadenfach experimentell bestätigt. Der Satz hat die Stürme der modernen Physik, verursacht durch Quantenmechanik, Relativitätstheorie oder Teilchenphysik, nicht nur bestens überstanden, sondern ist durch diese sogar gestärkt hervorgegangen. Auch in anderen Bereichen der Wissenschaften wurde der Satz immer wieder belegt und auf diese Weise nach und nach zu einem der Grundpfeiler der Physik, vielleicht sogar zum fundamentalsten Satz überhaupt. Der deutsche Physiker *Carl Friedrich von Weizsäcker* mutmaßte einmal, dass der Energieerhaltungssatz wohl derjenige Satz der Naturwissenschaften sei, der in den meisten Einzeldisziplinen angewendet wird.[4] Quasi Sieg auf der ganzen Linie!

Es gibt aber nicht nur profunde experimentelle, sondern auch theoretische Untermauerungen für die Energieerhaltung. Um diese zu erklären, möchte ich Ihnen ein plakatives Beispiel geben. Stellen Sie sich vor, dass die Gravitation am Wochenende geringer wäre. Die Gewichtskraft wäre dann natürlich ebenfalls kleiner. Man könnte nun am Wochenende zum Beispiel Wasser mit weniger Energieaufwand in ein Speicherkraftwerk pumpen und mit diesem unter der Woche eine Turbine betreiben. Weil das Wasser dann wieder mehr Gewicht hätte, hätte man unter dem Strich tatsächlich Energie gewonnen. Wenn die Gravitation jedoch, wie das in der Realität der Fall ist, schön brav konstant bleibt, geht das natürlich nicht. Man bekommt in Summe genau so viel Energie heraus, wie man vorher hineingesteckt hat.

Ähnliche, allgemeinere Überlegungen bilden die Grundlage des Noether-Theorems. Die deutsche Mathematikerin *Emmy Noether* konnte 1918 auf rein theoretischem Wege zeigen, dass in einem Universum, in dem sich die Naturgesetze nicht verändern, die Energie generell erhalten bleibt. Und nach allem, was die PhysikerInnen heute wissen, haben sich zumindest in den letzten Milliarden Jahren die Naturgesetze nicht verändert. Das zeigen uns etwa die Beobachtungen von weit entfernten Sternen, deren Licht Milliarden Jahre unterwegs war. Das bedeutet wiederum, dass die Energieerhaltung zumindest seit einigen Milliarden Jahren gilt.

Unter dem Strich besagt Noethers Entdeckung Folgendes: Eine Verletzung des Energieerhaltungssatzes setzt voraus, dass die Naturgesetze heute so sind und morgen wieder anders – etwa die Stärke der Gravitation. Überspitzt formuliert wäre die Behauptung »Ich habe ein Perpetuum mobile erfunden« gleichbedeutend mit »Am Wochenende ist die Gravitation geringer«. Weil das Zweite nicht gilt, kann auch das Erste nicht gelten. Dadurch ist die Energieerhaltung quasi doppelt und auf einer noch tieferen Ebene abgesichert.

Man kann es also so zusammenfassen: jahrtausendelange erfolglose Suche nach dem Perpetuum mobile; jahrhundertelange Bestätigung der Energieerhaltung; keine einzige Abweichung; zusätzliche theoretische Untermauerung. Das muss man eigentlich nicht näher kommentieren!

Und damit biegen wir, was unsere grundlegenden physikalischen Überlegungen betrifft, in die Zielgerade ein. Der Energieerhaltungssatz gilt im gesamten Universum und für alle bekannten Naturvorgänge. Nichts entkommt seiner Gültigkeit – und somit auch nicht der Mensch! Ganz unromantisch betrachtet ist dieser ja auf unterster Ebene nichts anderes als eine Ansammlung von unvorstellbar vielen Atomen. Es sind etwa 10^{28} Atome, das entspricht einem Einser mit 28 Nullen, also 10 000 000 000 000 000 000 000 000 000 oder, wenn Ihnen das lieber ist, 10 Milliarden Trillionen. An manchen Tagen wird mir dieser Umstand sehr bewusst, und ich denke immer an riesige Atomhaufen, wenn ich Menschen ansehe. Zugegeben, das sind nicht meine besten Tage, aber vielleicht jene, an denen ich die Dinge am klarsten sehen. Dass ein riesiger Haufen Atome lebendig sein kann und dann auch noch Selbstbewusstsein und Gefühle entwickelt, ist meiner Meinung nach das größte Mysterium im ganzen Universum, und der Ausspruch »Das Ganze ist mehr als die Summe seiner Teile« wird dadurch virtuos bestätigt.

Natürlich, und das ist eben der springende Punkt, unterliegen diese gigantischen Ansammlungen von Atomen, die wir Menschen nennen, ebenfalls den Naturgesetzen. Deshalb kann man pointiert sagen, dass Biologie und somit auch Medizin nichts anderes sind als angewandte Physik, wie das aus dem wunderbaren Cartoon des amerikanischen Physikers *Randall Munroe* so klar hervorgeht (Abb. 10). Vergessen Sie nicht, dass die Entdeckung von Robert Mayer, die letztlich zur Formulierung des Energieerhaltungssatzes führte, eine biologische war. Indem wir diesen Satz nun wieder auf den Menschen anwenden, schließt sich gewissermaßen der Kreis. Und genau das werde ich in diesem Buch tun und damit den grundlegenden Mechanismus des Zu- und Abnehmens aufzeigen.

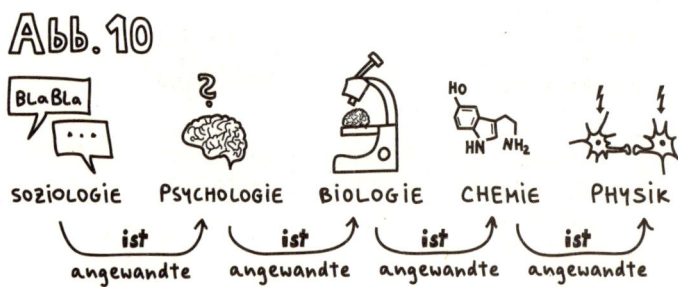

So sieht der amerikanisch Physiker und Comicautor Randall Munroe die »Reinheit« von verschiedenen wissenschaftlichen Disziplinen.[5]

5. DIE ABNEHM-FORMEL

Wenn ich den Begriff »Diät« google, verbuche ich (Stand: Herbst 2022) über 70 Millionen Treffer. Natürlich gibt es nicht ebenso viele Diäten, aber dennoch eine unüberschaubare Vielzahl mit teilweise absurd-extremen Anleitungen. Man soll auf die Mondphasen achten, oder auf die Blutgruppe, man soll wahlweise Fette oder Kohlenhydrate meiden oder zumindest die »bösen«, man soll Eiweiß und Kohlenhydrate nicht gemeinsam essen, man soll nur dieses essen oder nur jenes und das nur zu einer ganz bestimmten Uhrzeit, und so weiter und so fort. Neben kuriosen Ratschlägen gibt es natürlich auch seriöse, aber wie soll man das als medizinischer Laie wissen, noch dazu, wenn sich auch Fachleute nicht in allen Punkten völlig einig sind? Deshalb rate ich Ihnen: Vergessen Sie das alles! In Wirklichkeit ist es ganz einfach. Es gibt im Prinzip nur eine einzige Regel die Sie beachten müssen, um abzunehmen, die alle anderen Regeln – sofern sie überhaupt sinnvoll sind – subsumiert! Dazu brauchen Sie nur den Energieerhaltungssatz!

Abb. 11
ENERGIEINPUT UND OUTPUT BEIM MENSCHEN

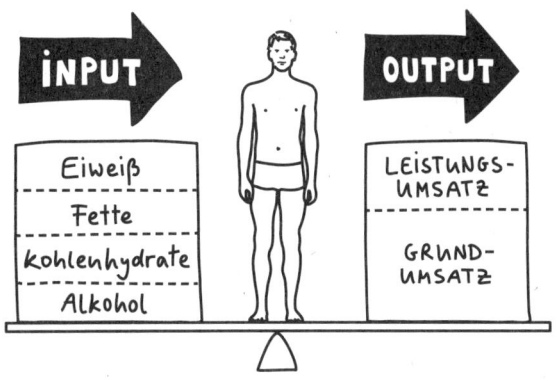

Energieinput und Energieoutput beim Menschen.

Durch die täglich aufgenommene Nahrung fließt chemische Energie in Ihren Körper (Abb. 11). Das ist die Inputseite. Im Innern Ihres Körpers wird diese Energie letztendlich in thermische Energie umgewandelt, die Ihren Körper dann in Form von Wärme verlässt. Dieser Wärmestrom stellt die Outputseite dar, die man auch Gesamtumsatz nennt, wenn man den Wärmeabfluss über einen ganzen Tag betrachtet.

Was Sie jetzt noch wissen müssen, ist, dass unser Körper Energie immer in Form von Fett speichert. Weil die Energie erhalten bleiben muss, handelt es sich also um eine Energiebilanz: Energie rein, Energie raus! Es ist genau so wie mit der Bilanz auf einem Bankkonto, nur eben Joule statt Euro. Das Wort »Bilanz« trifft es für unsere Zwecke sogar virtuos, denn dieses leitet sich vom italienischen *bilancia* ab, was übersetzt »Waage« bedeutet. Alles, was Sie über das Zu- und Abnehmen der Fettpölster wissen müssen, lautet folgendermaßen:

Wenn genau so viele Joule in Ihren Körper fließen wie auch wieder hinaus, dann ist die Energiebilanz ausgeglichen (Abb. 12 a). Es bleibt keine Energie übrig, die gespeichert werden kann, und Ihre Masse verändert sich dadurch nicht. Es gilt die Formel $E_{Input} = E_{Output}$.

Wenn in Summe weniger Joule in Ihren Körper fließen als hinaus, ist die Energiebilanz negativ und Sie nehmen ab (Abb. 12 b). Es gilt somit $E_{Input} < E_{Output}$. Das wäre also unsere Abnehm-Formel, die so viele Menschen sehnsüchtig anstreben.

Wenn in Summe mehr Joule hineinfließen als hinaus, dann ist die Energiebilanz positiv (Abb. 12 c), und Sie nehmen zu. Es gilt dann $E_{Input} > E_{Output}$. Das versuchen die meisten Menschen in der Regel zu vermeiden.

Kurz: Ihre Energiebilanz schlägt sich in Ihrer Masse nieder. Ihr Zu- und Abnehmen ist ausschließlich vom Verhältnis von Input und Output abhängig, genau so wie bei einem Bankkonto. Das ist beinahe enttäuschend einfach! Es ist so einfach, dass es vielen scheinbar *zu* einfach ist, wie ich in Diskussionen immer wieder fest-

Abb.12

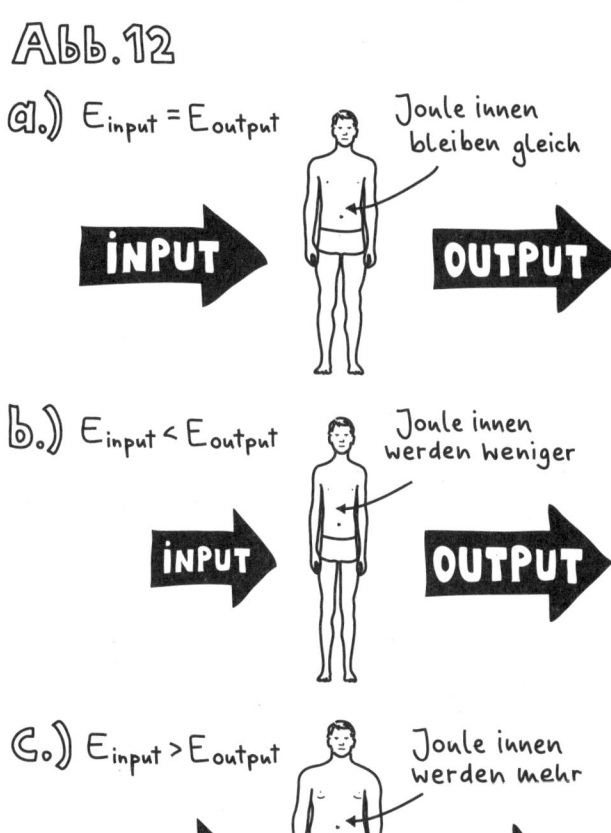

a.) $E_{input} = E_{output}$ — Joule innen bleiben gleich

INPUT OUTPUT

b.) $E_{input} < E_{output}$ — Joule innen werden weniger

INPUT OUTPUT

c.) $E_{input} > E_{output}$ — Joule innen werden mehr

INPUT OUTPUT

Der einzige Mechanismus von Zu- und Abnehmen übersichtlich dargestellt.

stellen musste. Natürlich wissen die Menschen, dass sie nicht vom Zusehen zunehmen, aber manche vermuten doch irgendwelche mystische oder verborgene Mechanismen.

Wie kommt man auf eine negative Energiebilanz? Indem man den Energie-Input senkt (salopp gesagt: weniger isst) und/oder den Energie-Output erhöht (salopp gesagt: mehr Bewegung macht). So funktioniert jede Diät – wenn sie funktioniert –, es gibt keine mystischen Mechanismen. Natürlich liegt der Teufel im Detail, und deshalb werde ich in Teil B und C des Buches auf diese beiden Aspekte noch ganz genau eingehen.

6. KEINE DETAILS! WELCHES STÜCK?

Es ist eine alte, aber immer wieder amüsante Anekdote. Der große Schauspieler Raoul Aslan hatte seinen Text vergessen, und die Souffleuse flüsterte ihm diesen ohne Erfolg verzweifelt zu. Aslan ging zum Souffleurkasten und knurrte: »Keine Details! Welches Stück?«

Ich erzähle diese Anekdote sehr gern, wenn ich pointiert darauf hinweisen will, dass in vielen Fällen der Überblick wichtiger ist als das Detail. Beim Zu- und Abnehmen ist es zumindest so. Der Mensch ist ein dermaßen komplexes biologisches System, dass man sehr leicht am Detail hängen bleiben und darüber den Überblick verlieren kann. Die Energiebilanz ist daher eine wirklich feine Sache, denn sie ist gewissermaßen die Käseglocke, die über alles darübergestülpt ist. Man kann es sich auch so vorstellen, dass man aus einem winzigen mikroskopischen Detail herauszoomt und den Menschen als Ganzes betrachtet.

Ich möchte Ihnen gleich einmal zeigen, was dieser einfache und daher sehr übersichtliche Ansatz der Energieerhaltung leisten kann. In einer sehr groß angelegten Studie konnte zum Beispiel gezeigt werden, dass die Menschen weltweit zwischen 1975 und 2014 im Schnitt 1,5 kg pro Jahrzehnt zugelegt haben.[6] Die große Frage, die in den Medien immer wieder breitgewalzt wird, lautet natürlich: Warum werden die Menschen immer dicker? Es werden dann auch immer wieder exotische Gründe dafür angeführt. Als Physiker lehne ich mich ganz entspannt zurück, betrachte das Ganze aus der Ferne und folgere: positive Energiebilanz! Den Menschen gelingt es ganz offensichtlich nicht mehr, die Energie-Bilanz in einem Gleichgewicht zu halten. Nachdem diese ausschließlich durch das Verhältnis von Input und Output verursacht wird, gibt es nur diese zwei Hauptverdächtigen und sonst niemanden. Es liegt also auf der Hand, dass die Menschen in diesem Zeitraum in Summe mehr und nährstoffreicher gegessen und gleichzeitig weniger Bewegung gemacht haben.

Sehen Sie sich in einem Supermarkt von heute um, und schlendern Sie durch die Regale. Was da an Essbarem angeboten wird, ist unglaublich! Vergleichen Sie das mit dem Angebot bei einem Greißler (das ist die österreichische Bezeichnung für einen Tante-Emma-Laden) von früher, die es heute ja praktisch nicht mehr gibt. Und dann natürlich das Fast Food an jeder Ecke! Sie sehen daran sehr plakativ, wie sich das Nahrungsangebot in wenigen Jahrzehnten radikal verändert hat. Es gibt zwar Untersuchungen, die zeigen, dass die Nahrungsaufnahme in den letzten 50 Jahren nicht nennenswert zugenommen hat[7], allerdings können hier schon wenige Prozent mehr einen großen Einfluss haben, die man im Nachhinein über einen so großen Zeitraum auch kaum exakt messen kann.

Auf der anderen Seite ist da der unbestrittene Bewegungsmangel. Kinder von heute schauen lieber auf ihr Smartphone, als hinaus auf den Spielplatz zu gehen. Und Rolltreppen, Lifte und Elektroscooter sorgen dafür, dass unsere Bewegungsarmut weiter zunimmt. Sie haben sicher schon oft beobachtet, wie wenig Menschen die Treppe nehmen, wenn auch eine rollende Variante daneben angeboten wird (Abb. 13).

Der Mensch von heute, der Homo industrialis, hat also eine Schieflage der Energiebalance. Die spannende Sache für einen Phy-

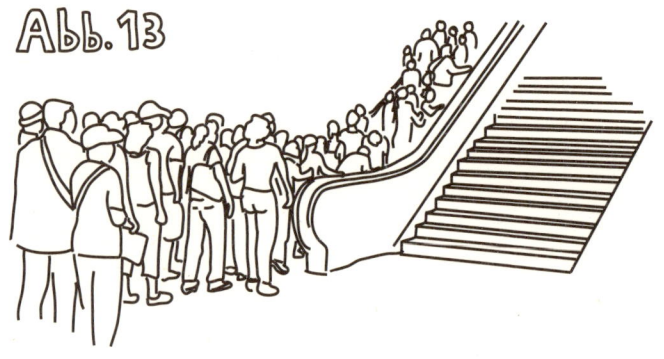

Durch die kleinen Bequemlichkeiten des Alltags ist die Energiebalance in eine Schieflage geraten.

siker ist nun, den Effekt einer solchen Schieflage zu quantifizieren: Wie viel nimmt man zum Beispiel im Laufe eines Jahres zu, wenn man den Tagesbedarf im Schnitt um 1 Prozent überschreitet? Dieser Frage werde ich im nächsten Kapitel nachgehen. In die Gegenrichtung lässt sich das übrigens genauso berechnen: Ist das überhaupt zu bemerken oder schlägt es sich ganz ordentlich zu Buche?

7. UNSCHARFE RECHNUNGEN

Es gibt in der Physik eine sehr praktische Methode, die man Fermi-Rechnungen nennt. Die Bezeichnung geht auf den Physiker und Nobelpreisträger *Enrico Fermi* zurück, der unter anderem eine wichtige Rolle beim Bau der ersten Atombombe spielte. Bei den Fermi-Rechnungen handelt es sich um größenordnungsmäßige Abschätzungen – das war eine von Fermis Spezialitäten. Dieses Vorgehen wird dann gern benutzt, wenn die vorliegenden Daten eine exakte Berechnung nicht zulassen. Fermi-Rechnungen sind unglaublich praktisch, weil man damit, salopp gesagt, Dinge berechnen kann, die man eigentlich *nicht* berechnen kann. Bevor ich die im vorigen Kapitel aufgeworfene Frage beantworte, möchte ich Ihnen ein ganz einfaches Beispiel geben, um Sie mit dieser Arbeitsweise vertraut zu machen.

Wie oft, glauben Sie, schlägt das Herz eines Menschen im Laufe seines Lebens? Wenn Sie sich das noch nie überlegt haben, werden Sie jetzt wahrscheinlich völlig im Dunkeln tappen. Geben Sie mal, ohne zu rechnen, einen schnellen Schuss aus der Hüfte ab!

Natürlich kann man die Schlaganzahl niemals völlig exakt ermitteln, denn dazu müsste man ja von der Geburt bis zum Tod mitzählen. Die Herzfrequenz ist auch von vielen Faktoren abhängig, etwa, wie viel Bewegung die Person macht, ob sie tendenziell eher phlegmatisch ist oder nervös, und wie viel Stress sie ausgesetzt ist, um nur einige zu nennen. Weil keine exakten Daten vorliegen – eigentlich liegen momentan noch gar keine vor –, ist die Abschätzung der Lebensschlagzahl ein typischer Fall für eine Fermi-Rechnung.

Um einen Schätzwert für die Herzfrequenz zu bekommen, könnten Sie zum Beispiel jetzt Ihren eigenen Puls messen. Wahrscheinlich liegt er so um 70 Schläge pro Minute. In der Nacht ist der Puls niedriger, untertags ist er mitunter deutlich höher, etwa wenn man der Straßenbahn nachgelaufen ist oder sich gerade aufregen muss. Nehmen wir aber vereinfacht an, dass 70 Schläge pro Minute tatsächlich der Durchschnittswert über 24 Stunden ist und dass unsere »Versuchsperson« 80 Jahre alt wird. Wir müssen also die Minuten in diesem Leben ermitteln. Ein Tag hat $60 \cdot 24 = 1440$ Minuten, das Leben eines 80-jährigen Menschen hat daher $1440 \cdot 365 \cdot 80 \approx$ 42 Millionen Minuten. Wenn Sie jetzt noch mit den 70 Schlägen pro Minute multiplizieren, kommen Sie auf rund 3 Milliarden Schläge. Was haben Sie getippt?

Wenn ich diese Frage im Unterricht oder bei Vorträgen stelle, bekomme ich ein ganzes Spektrum von Antworten, manche treffen ganz gut, manche liegen um viele Zehnerpotenzen daneben. Mit der Fermi-Rechnung haben wir die Größenordnung aber gewissermaßen umzingelt. Nehmen wir an, wir hätten uns um plus/minus 20 Prozent verschätzt, die Größenordnung »einige Milliarden Schläge« bleibt trotzdem dieselbe. Das ist das Prinzip einer Fermi-Rechnung. Es sind unscharfe Rechnungen, die es aber gerade dadurch ermöglichen, in unbekanntes quantitatives Terrain vorzudringen. Deshalb bin ich ein glühender Fan dieser Methode!

Und nun zu der schon angesprochenen Frage: Wie viel nimmt man im Laufe eines Jahres zu, wenn man den Tagesbedarf im Schnitt um 1 Prozent überschreitet? Wir nehmen also an, dass unsere Person jeden Tag bloß einen Tick zu viel isst, und berechnen, wie sich dieser Bilanzüberschuss im Laufe eines Jahres auswirkt. Es kann sein, dass der Körper diesen kleinen Überschuss durch eine Erhöhung des Grundumsatzes nach einiger Zeit wieder ausgleicht. Deshalb soll dieses 1 Prozent in unserer Schätzung immer auf den aktuellen Tagesbedarf bezogen sein.

Damit wir das abschätzen können, muss ich zwei Zahlen vorwegnehmen, auf die ich später noch genauer zu sprechen komme. Die erste ist der durchschnittliche Tagesbedarf eines Erwachsenen, den ich mit 10 000 kJ (2381 kcal) annehme, weil das eine schöne runde Zahl ist. Damit liegt man im oberen Bereich des Tagesbedarfs einer Frau und im unteren Bereich eines Mannes. Das ist doch ein gendergerechter Kompromiss! Der zweite Wert, den wir schätzen müssen, ist der Brennwert von 1 kg Körperfett, den ich mit

30 000 kJ (7143 kcal) annehme. Beide Werte sind Schätzungen, weil exakte Daten nicht vorliegen beziehungsweise es interindividuelle Unterschiede gibt.

Wenn wir nun von Energieerhaltung und Energiebilanz ausgehen, ist die weitere Rechnung ganz einfach. 1 Prozent des Tagesbedarfs sind 100 kJ (24 kcal). Im Laufe eines Jahres summiert sich der Bilanzüberschuss auf $365 \cdot 100$ kJ = 36 500 kJ (8690 kcal), was etwa 1,2 kg Körperfett entspricht. Finden Sie es nicht sehr beachtlich, was so ein kleiner Bilanzüberschuss über längere Zeit ausmachen kann?

Was kann man sich unter 100 kJ (24 kcal) vorstellen? Diese Energiemenge entspricht etwa zwei Stückchen Würfelzucker, einem halben kleinen Apfel, 5 cl Orangensaft oder einem Teelöffel Butter. Das ist alles ausgesprochen wenig und mit freiem Auge nicht zu sehen! Wenn Sie aber eines dieser Lebensmittel in der angeführten Menge jeden Tag zu viel essen, summiert sich das im Laufe eines Jahres auf mehr als 1 kg zusätzliches Körperfett. Natürlich würden Sie umgekehrt, wenn Sie jeden Tag diese Energiemenge einsparen, im Laufe eines Jahres über 1 kg Fett verlieren. Diese Abschätzung gilt natürlich nur, wenn Sie sonst alles andere in Ihrer Energiebilanz gleich lassen!

Ich finde das sehr erstaunlich, und eigentlich muss man es so sehen: Es ist ein großes Wunder, wie gut unsere Energiebilanz austariert ist, ohne dass wir nennenswert darüber nachdenken! Denn 1 Prozent ist wirklich sehr wenig. Ich habe einen Bekannten, der seit rund 40 Jahren dieselbe, schlanke Figur hat. Selbst wenn ich annehme, dass er in dieser Zeit, sagen wir, 4 kg zugenommen hat, hat er seine Energiebilanz auf weniger als 1 Promille genau getroffen, und das ist sehr verblüffend. Nachdem er keine Gewichtsprobleme hat, steigt er natürlich auch nicht auf die Waage.

Das Beispiel zeigt auch sehr plakativ, wie leicht es ist, zuzunehmen, auch wenn man das Gefühl hat, man habe doch an seinem Leben gar nichts geändert. Nehmen wir an, dass Sie den Kaffee immer ohne Zucker trinken, eines Tages aber auf den Geschmack kommen und von da an immer mit zwei Stück Zucker süßen. Wenn Sie zwei Kaffee am Tag trinken, macht diese kleine Änderung nach einem Jahr bereits 2,4 kg aus, wenn Sie sonst alles beim Alten lassen. So schnell geht's! Natürlich funktioniert das auch wieder in der Gegenrichtung, wenn Sie von jetzt an auf den Zucker verzichten. Wenn Sie abnehmen möchten, schadet es also nicht, wenn Sie jeden Tag auf Kleinigkeiten verzichten, die Sie sonst immer gegessen haben. Ich werde es noch oft erwähnen: Auch Kleinvieh macht Mist!

Ich möchte an dieser Stelle noch einmal auf die oben angeführte Entwicklung von 1975 bis 2014 zurückkommen, die ich in Kapitel 6 erwähnt habe.. Im Rahmen dieser Studie konnte ermittelt werden, dass die Menschen global gesehen im Schnitt 1,5 kg pro Jahrzehnt zugelegt haben. Das sind also bloß 0,15 kg pro Jahr. Die Energiebilanz in dieser Zeit war, vereinfacht gesagt, im Schnitt bloß um 1,5 Promille positiv! Eigentlich extrem wenig, und dafür muss man keine exotischen Erklärungen bemühen. Unsere Lebenssituation mit mehr Nahrungsangebot und weniger Bewegung erklärt das hinreichend.

8. LEBENSMITTEL IN WÜRFELFORM

Ich möchte die beiden beliebten Aussagen »Fett macht fett« und »Kohlenhydrate machen dick« mithilfe der Energiebilanz gegenüberstellen. Beide Ansichten führen zu Diätformen, bei denen man eben wahlweise Fette oder Kohlenhydrate möglichst vermeidet. Aber beides gleichzeitig kann ja nicht sinnvoll sein, oder?

Hier ist es interessant, sich einmal die sogenannte Energiedichte anzusehen. Die übliche Angabe in den Ernährungswissenschaften erfolgt in Kilojoule pro Gramm. Das nennt man in der Physik die gravimetrische Energiedichte. Es ist zwar unüblich, aber reizvoll und praktisch, sich die volumetrische Energiedichte anzusehen, also die Kilojoule pro Kubikzentimeter. Der Vorteil dabei ist, dass man es optisch sofort erfassen kann. Man sieht ja die Lebensmittel in der Regel vor dem Essen an und wiegt sie nicht ab. In Abb. 14 sehen Sie einige Nahrungsmittel, die ich auf Würfelform gebracht habe. Jeder dieser Würfel hat einen Brennwert von 10 000 kJ (2381 kcal), entspricht also einem durchschnittlichen Tagesbedarf.

Abb. 14

1 WÜRFEL = TAGESBEDARF

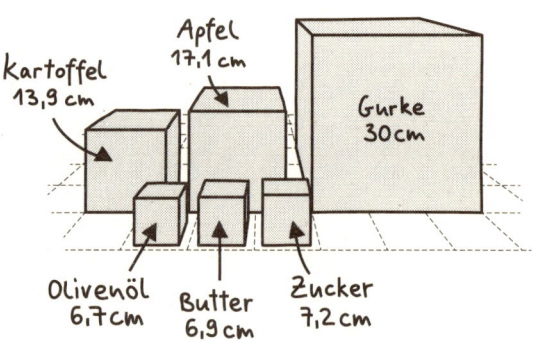

Alle hier auf Würfelform gebrachten Lebensmittel haben einen Brennwert, der dem Tagesbedarf entspricht.

An diesen Würfeln sieht man, dass Fette und reiner Zucker (also die Grundform der Kohlenhydrate) eine sehr hohe, etwa gleiche Energiedichte haben. Zum Beispiel ist die volumetrische Energiedichte von Olivenöl etwa 90-mal so groß wie die einer Gurke. Deshalb erzielt man mit Olivenöl sehr leicht eine positive Energiebilanz und mit Salatgurken ausnehmend schwer. Der Extrembergsteiger Reinhold Messner hatte bei allen seinen Expeditionen Speck im Gepäck. Je fetter, desto besser, denn Speck hat eine hohe Energiedichte und nimmt wenig Platz ein. Stellen Sie sich vor, Reinhold Messner hätte Salatgurken mitgenommen!

Würden Sie sich ausschließlich von Olivenöl ernähren, kämen Sie pro Tag mit einem Würfel von 6,7 cm Seitenlänge aus, das entspricht etwa 0,3 Liter. Würden Sie sich von reinem Zucker ernähren, hätte der Würfel eine Seitenlänge von 7,2 cm. Ich brauche wohl nicht extra zu erwähnen, dass beides extrem ungesund wäre und auch nicht besonders bekömmlich. Aber unsere Überlegung ist momentan weder medizinisch noch gourmet-technisch, sondern rein energetisch. Der springende Punkt ist: Egal, ob Sie sich von reinem Fett ernähren oder von reinem Zucker, Sie nehmen nur zu, wenn Ihre Energiebilanz nicht austariert ist.

Und damit komme ich wieder zur eingangs gestellten Frage zurück: Was macht dick? Man könnte es so sagen: Weder Kohlenhydrate noch Fette *per se* machen dick, es sind die Joule, die dick machen! Der Körper ist in der Lage, Kohlenhydrate in Fette umzuwandeln. Daher kann man auch durch reine Kohlenhydratzufuhr prima Fett ansetzen. Natürlich wird man eventuell abnehmen, wenn man Fette oder Kohlenhydrate vermeidet, weil man dadurch vielleicht weniger isst und somit die Energiebilanz negativ wird. Es gibt jedoch eine Vorgabe der Ernährungsmedizin, wie unsere Nahrung zusammengesetzt sein soll, damit wir uns gesund ernähren (Abb. 15).

Nachdem man weder Fetten noch Kohlenhydraten an sich den schwarzen Peter zuschieben kann, ist es vernünftig, Diätexperimente zu unterlassen und sich an die Vorgaben der Ernährungs-

mediziner zu halten. Man sollte also weder Fette noch Kohlenhydrate komplett weglassen, sondern – wenn man es schafft – einfach
von allem ein bisschen weniger essen.

Abb. 15

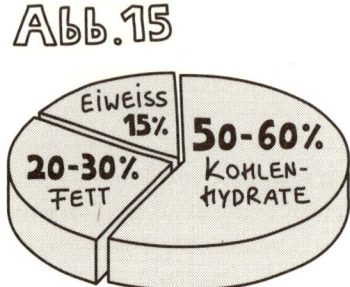

Richtwerte für eine günstige Zusammensetzung der Nahrung.
Die angegebenen Prozente beziehen sich auf den Brennwert.

9. DER BUGATTI CHIRON SUPER SPORT

Kilojoule oder Kilokalorien? Ich habe bis jetzt stillschweigend für die Energie Kilojoule (kJ) verwendet und in Klammern die Kilokalorien (kcal) dazugeschrieben. Ich werde dieses System im ganzen Buch beibehalten. Ich könnte es natürlich auch umgekehrt anschreiben oder nur eine Einheit auswählen, aber ich habe gute Gründe für diese Variante.

Ich möchte Ihnen dazu eine kurze Geschichte aus dem Jahre 1999 erzählen. Damals verglühte die NASA-Sonde Mars Climate Orbiter in der Atmosphäre des roten Planeten. Der Orbiter sollte eigentlich in rund 150 km Höhe in eine Umlaufbahn einschwenken. Tatsächlich trat er aber in knapp 60 km Höhe in die dichte Atmosphäre ein und verglühte aufgrund der Reibungswärme – und mit ihm etwa 100 Millionen Euro. Was war passiert?

Durch eine sehr peinliche Schlamperei kam es zu einer Vermischung verschiedener Einheitensysteme. Während die amerikanische Raumfahrtbehörde NASA brav das internationale System verwendete, das unter anderem auf Metern und Kilogramm basiert, war die Orbiter-Software vom Hersteller Lockheed Martin auf das »imperiale System« ausgelegt, das auf Yards und Pfund beruht. Die Verwendung dieser unterschiedlichen Einheiten war es, die zum Absturz führte. Das war natürlich eine Riesenblamage, vor allem auch deshalb, weil es das internationale Einheitensystem bereits seit 1960 gibt und von WissenschaftlerInnen und TechnikerInnen stets verwendet werden sollte. Das *SI-System* (Système International d'Unités) wird heute von nahezu allen Staaten der Welt angewendet. Österreich und Deutschland haben sich sogar gesetzlich dazu verpflichtet. Wenn man im Alltag eine alte Einheit verwendet, wird man natürlich nicht verhaftet.

Die Geschichte zeigt auf jeden Fall sehr drastisch, wie wichtig einheitliche Maßsysteme in der Wissenschaft sind. Die Sache mit dem Absturz ist natürlich nur die Spitze des Eisbergs. Deshalb lege ich als Physiker bei jeder Gelegenheit großen Wert darauf, die Bedeutung des SI-Systems zu vermitteln. Zu diesem gehören neben Kilogramm, Metern und Sekunden auch Joule beziehungsweise Kilojoule als Energieeinheit. Und nachdem man nicht Wasser predigen und Wein trinken soll, verwende ich das SI-System als Haupteinheit in diesem Buch.

Relikte alter Maßsysteme findet man natürlich immer noch reichlich. Die Angabe von Fernseher- und Monitordiagonalen zum Beispiel erfolgt in Zoll, das ist der deutsche Ausdruck für Inch (2,54 cm). Auch Hosengrößen sind nach wie vor in Zoll angegeben. Das ist wohl auf den großen wirtschaftlichen Einfluss Amerikas zurückzuführen. Man wird auch in einem Pub noch lange ein »pint of beer« bestellen können. Und die Leistungen von Autos werden sehr häufig in Pferdestärken angegeben, obwohl die SI-Einheit eigentlich Watt beziehungsweise Kilowatt wäre. Die meisten können sich aber unter PS nach wie vor mehr vorstellen – und außerdem kann man damit nachhaltiger beeindrucken, etwa mit den 1200 PS des Bugatti Chiron Super Sport (Abb. 16).

Auch in der Medizin gibt es Restbestände von alten Einheiten. Die Angabe des Blutdrucks erfolgt traditionell in Millimetern Quecksilbersäule (mmHg) und nicht in der SI-Einheit Hektopas-

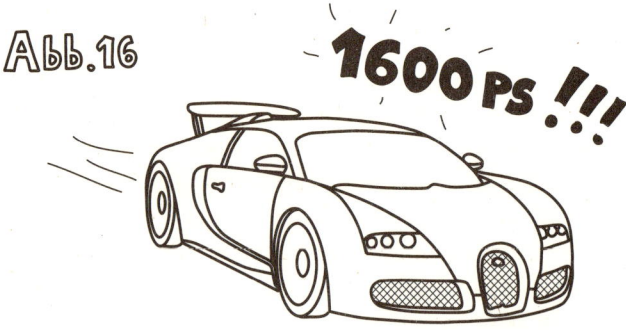

Abb. 16

1600 PS !!!

Der Bugatti Chiron Super Sport ist einer der schnellsten Sportwagen, die für die Straße zugelassen sind. Seine theoretische Höchstgeschwindigkeit liegt bei 463 km/h. Er hat 1176 Kilowatt beziehungsweise 1600 PS. Die zweite, veraltete Angabe ist doch wesentlich eindrucksvoller!

cal. Mediziner scheinen grundsätzlich etwas SI-resistent zu sein, denn es ist in ihren Kreisen auch noch die Kilokalorie als Angabe der Energie sehr häufig anzutreffen. Und damit sind wir wieder hart am Thema: Angaben in Kilokalorien findet man generell noch sehr oft und vielen Menschen ist sie wohl wesentlich geläufiger. Auch ich habe in meinem Sportwissenschaftsstudium den Brennwert ausschließlich in kcal gelernt – das war damals so üblich. Ein Grund, dass lieber Kilokalorien verwendet werden, liegt neben dem Festhalten an alten Gewohnheiten vielleicht aber auch darin, dass dann die Angaben bei weitem nicht so schlimm klingen, denn 24 kcal erscheinen weit weniger bedrohlich als 100 kJ! Ein ähnlicher, aber umgekehrter Effekt wie bei PS und Kilowatt. Aufgrund der Popularität der Kilokalorien habe ich mich entschlossen, alle Angaben doppelt zu machen. Ich orientiere mich jedoch an Kilojoule, wodurch bei den Kilokalorien oft etwas schräge Zahlen entstanden sind.

Sowohl Joule als auch Kalorien sind winzig kleine Energiemengen. Ein Stück Zucker hat zum Beispiel rund 50 000 J, und der Tagesbedarf eines Menschen beträgt sagenhafte 10 000 000 J, also 10 Millionen Joule. Das sind beängstigend große Zahlen. Deshalb wird in Zusammenhang mit der Ernährung eben immer von Kilojoule (kJ) und Kilokalorien (kcal) gesprochen. Die Vorsilbe »kilo« bedeutet generell »tausend«. Sollten Sie in Zusammenhang mit Ernährung einmal eine Angabe in Joule oder Kalorien lesen, dann hat der Autor die Vorsilbe schlampigerweise weggelassen. Die Umrechnung zwischen Kilojoule und Kilokalorien lautet 1 kcal = 4,1868 kJ. Ich habe für die Umrechnungen in diesem Buch aber immer den gerundeten Faktor 4,2 verwendet.

Die Verwendung der SI-Einheiten hat aber nicht nur den Vorteil, dass Marssonden nicht abstürzen. Wenn man in SI-Einheiten rechnet, kommen auch immer SI-Einheiten heraus. Wenn man zum Beispiel eine Energie berechnet, *muss* das Ergebnis eines in Joule sein, denn diese Einheit bedeutet zerlegt $[kg \cdot m^2/s^2]$, also Kilogramm mal Meter zum Quadrat durch Sekunden zum Quadrat.

Weil diese Einheit sehr sperrig ist, hat man ihr sozusagen die Verpackung Joule gegeben. Wenn Sie eine Leistung berechnen, dann *muss* immer die Einheit Watt herauskommen, denn 1 Watt ist wiederum 1 Joule pro Sekunde. Sie sehen, das Beharren auf den SI-Einheiten ist nicht nur eine Marotte, es ist auch wirklich sehr praktisch. Und vor allem die Leistungseinheit Watt werden wir in Teil C noch ordentlich gebrauchen.

10. TRANSFORMIERTE SONNENENERGIE

Es ist jetzt an der Zeit, Ihnen ein paar Energieformen vorzustellen und zu zeigen, wie sich diese ineinander umwandeln können. Weil es viele verschiedene Formen gibt, werde ich nur solche erwähnen, die wir später auch noch benötigen. Zunächst möchte ich zwei Arten der mechanischen Energie vor den Vorhang bitten. Da wäre zunächst einmal die Hebeenergie, die man auch Lageenergie oder potenzielle Energie (E_p) nennt. Wenn Sie ein Gewicht in die Höhe heben, ist darin genau diese Energieform gespeichert. Falls Sie das nicht glauben, lassen Sie das Gewicht auf ihren Fuß fallen. Dann können Sie spüren, wie diese Energie wieder frei wird. Die Menge der potenziellen Energie hängt von der Hebehöhe ab. Wenn Sie etwas doppelt so hoch heben, ist auch die doppelte Energiemenge darin gespeichert. *Potenziell* bedeutet *möglich*! Die Energie kann, muss aber nicht frei werden! Sie könnten das Gewicht ja zum Beispiel auf einen Tisch legen. Für unsere späteren Abschätzungen ist die potenzielle Energie sehr wichtig, weil man mit ihr zum Beispiel den Energieumsatz beim Gehen oder Stiegensteigen recht einfach abschätzen kann.

Nicht nur gehobene, sondern auch bewegte Körper enthalten Energie. Man spricht dann von Bewegungsenergie oder kinetischer Energie (E_k). *Kinetisch* bedeutet *die Bewegung betreffend*. Wird ein Gegenstand abgebremst, dann wird diese Energie frei. Mit einem Hammer kann man daher einen Nagel einschlagen, und wenn ein Auto gegen ein Hindernis prallt, knautscht die frei werdende Bewegungsenergie die Front zusammen. Wir werden diese Energie noch benötigen, wenn wir auf die Wärmeenergie zu sprechen kommen.

Sehr wichtig ist für uns in weiterer Folge die chemische Energie. Dieser Begriff wird nicht immer einheitlich verwendet. Ich gebrauche ihn in diesem Buch für Energien, die aufgrund der chemischen Bindungen in Substanzen gespeichert sind und bei deren Umwandlung freigesetzt werden können. Das klingt jetzt staubtrocken. Nehmen wir daher als alltägliches Beispiel ein Stück Holz, das Sie verbrennen. Die chemische Energie, die im Holz gespeichert ist, wandelt sich in Wärmeenergie um und macht das Lagerfeuer gemütlich. Das Holz verändert sich dabei (es entsteht Asche), es wird Sauerstoff verbraucht und Kohlenstoffdioxid erzeugt. Sehr ähnlich läuft es im Körper ab. Auch dort werden Nährstoffe wie Kohlenhydrate und Fette abgebaut, verändern sich und geben Energie ab. Auch hierbei wird Sauerstoff verbraucht, und es entsteht Kohlenstoffdioxid.

Als es um die Geschichte der Entdeckung des Energieerhaltungssatzes ging, kam die chemische Energie schon einmal indirekt, aber nicht expressis verbis vor. Aus dieser neuen Perspektive kann man es auch so formulieren: In den Tropen ist das venöse Blut heller, weil man dort weniger Wärme verliert, daher weniger chemische Energie aus den Nährstoffen umsetzen muss und somit auch weniger Sauerstoff verbraucht. Chemische Energie ist eine Form der potenziellen Energie; sie kann, muss aber nicht frei werden. Sie müssen das Stück Holz ja nicht verbrennen, und wenn Sie die Schokolade, die Sie in der Lade haben, niemals essen, wird diese Energie auch nicht frei. Wenn Sie der Versuchung aber nicht widerstehen können, gelangt die in der Schokolade gespeicherte Energie in Ihren Körper und wird somit ein Teil des Energie-Inputs. Warum bei chemischen Reaktionen oft Energie frei wird, kann man mit einer Analogie aus der Mechanik begründen (>>i Die Kugel in der Mulde).

Wenn es um Ernährung geht, spricht man meistens nicht von chemischer Energie, sondern vom physiologischen Brennwert oder auch vom Nährwert. Letztlich ist aber genau dasselbe gemeint. Der Mensch ist in der Lage, die chemische Energie von Kohlenhydraten, Fetten, Proteinen und Alkohol zu nutzen. Oft wird in den Tabellen etwas schamhaft der Alkohol unterschlagen, aber dieser hat sogar einen ziemlich hohen Brennwert und deckt in der Realität einen erklecklichen Prozentsatz der täglich aufgenommenen Energie ab. Werfen wir einen Blick auf die einzelnen Nährstoffe:

Die Kohlenhydrate kann man ganz grob in kurzkettige und

Stellen Sie sich vor, Sie rollen eine Kugel von einer flacheren in eine tiefere Mulde (Abb. 17). Wenn die Kugel in der tiefen Mulde liegt, müssen Sie mehr Energie aufwenden, diese wieder zu befreien. Deshalb sagt man, die Kugel ist nun stärker gebunden. Aufgrund ihrer tieferen Lage hat die potenzielle Energie abgenommen. Weil die Gesamtenergie gleich bleibt, muss eine andere Energieform zugenommen haben. In diesem Fall ist es die thermische Energie. Beim Hinunterrollen erwärmen sich Kugel und Mulde eine wenig.

Abb. 17

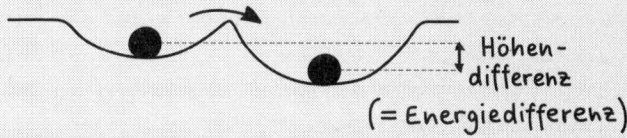

Höhendifferenz
(= Energiedifferenz)

Wenn die Kugel in die tiefere Mulde rollt, wird Energie frei. In diesem Fall ist es Wärmeenergie.

Mit der chemischen Energie verhält es sich analog. Nehmen wir den Abbau von Traubenzucker im Körper. Die Reaktionsgleichung dazu lautet:

$C_6H_{12}O_6 + 6 O_2 \rightarrow 6 H_2O + 6 CO_2 +$ **Energie**
Zucker   Sauerstoff   Wasser   Kohlenstoffdioxid

Bei dieser Reaktion gruppieren sich die Atome um. In Wasser und Kohlenstoffdioxid (rechte Seite) sind die Atome stärker gebunden als in Zucker und Sauerstoff (linke Seite). Ähnliches gilt auch für den Abbau der anderen Nährstoffe. Vom Prinzip her ist die Reaktion genau so, als würden Sie eine Kugel von einer flacheren in eine tiefere Mulde rollen. Von dieser frei werdenden Energie leben wir Menschen.

Bei der Photosynthese in den Pflanzen läuft der Vorgang übrigens genau in der Gegenrichtung ab, also von rechts nach links. Mithilfe der Sonnenenergie wird aus Wasser und Kohlenstoffdioxid Sauerstoff und Zucker gemacht. Die chemische Energie im Zucker ist also transformierte Sonnenenergie. Das finde ich sehr romantisch!

langkettige einteilen. Kurzkettige Kohlenhydrate nennt man auch Zucker. Beispiele wären der Traubenzucker (Glucose) oder der Haushaltszucker (Saccharose). Zu den langkettigen Kohlenhydraten gehört die Stärke, die in Vollkornprodukten, Kartoffeln, Gemüse oder Obst enthalten ist. Kohlenhydrate sind bei intensiven Belastungen wichtig, und generell für das Gehirn – das merkt man zum Beispiel an den oft skurrilen Fehlleistungen, wenn man einen Tag lang nichts oder wenig gegessen hat und dementsprechend ordentlich unterzuckert ist.

Fette sind neben den Kohlenhydraten der wichtigste Energielieferant. Daneben haben sie im Körper noch viele andere Aufgaben. Sie dienen als Isolator gegen Wärmeverlust, als Schutzpolster für innere Organe und das Nervensystem, und sie sind Bestandteil der Zellmembranen. Man sollte sie also nicht rundweg verteufeln.

Proteine, umgangssprachlich auch Eiweiße genannt, sind Moleküle, die aus sehr vielen Atomen bestehen. Sie befinden sich vor allem im Muskelgewebe. Proteine gehören zu den Grundbausteinen aller Zellen und verleihen diesen die Struktur. Außerdem sind sie molekulare Maschinen, die Stoffe in unserem Körper transportieren. Sie werden zur Herstellung von Hormonen, Enzymen, Immunstoffen und Blutbestandteilen benötigt. Proteine setzen sich aus Aminosäuren zusammen, oft aus wirklich sehr vielen Aminosäuren. Das Protein Titin zum Beispiel, das in den Muskeln vorkommt, besteht aus über 30 000 Aminosäuren. Es ist das größte bekannte menschliche Protein, und das Aussprechen seines chemischen Namens dauert – das ist jetzt nicht gelogen – mehrere Stunden!

Wenn man im Zusammenhang mit Ernährung von Alkohol spricht, ist damit immer der »Trinkalkohol« Ethanol gemeint. Dieser ist Bestandteil von alkoholischen Getränken wie Wein, Bier oder Schnaps.

In Tabelle 1 sehen Sie exemplarisch chemische Summenformeln. Es handelt sich dabei um je ein Beispiel aus den eben aufgezählten vier Stoffklassen, aus denen der Mensch Energie freisetzen kann. Ich will Ihnen damit etwas sehr Erstaunliches verdeutlichen:

SUMMENFORMEL	NÄHRSTOFF	KOMMENTAR
$C_6H_{12}O_6$	Traubenzucker	Einfachzucker; kurzkettiges Kohlenhydrat
$C_{15}H_{31}COOH$	Palmitinsäure	Fettsäure; Bestandteil von Fett
$C_3H_7NO_2$	Alanin	Aminosäure; Bestandteil von Proteinen
C_2H_5OH	Ethanol	die »trinkbare« Form des Alkohols

Tabelle 1: Summenformel von Nährstoffen aus den vier Stoffklassen.

Die vom Körper verwertbaren Stoffe bestehen generell aus nur vier verschiedenen Atomsorten, nämlich aus Wasserstoff (H), Sauerstoff (O), Kohlenstoff (C) und, im Fall der Aminosäuren und Proteine, auch aus Stickstoff (N). Man kann es daher so sehen: Ihr Leben wird dadurch aufrechterhalten, dass Ihr Körper in der Lage ist, die Atome H, C, O und N aus den Nährstoffen umzugruppieren und dabei Energie freizusetzen. Ist das Leben, auf dieser Ebene betrachtet, nicht extrem wundersam?

Bei einer positiven Energiebilanz gelangt in Summe mehr Energie in den Körper hinein, als dieser momentan benötigt. Die überschüssige Energie wird in Speicher verschoben. Umgekehrt holt sich der Körper im Falle einer negativen Energiebilanz Nährstoffe aus den Speichern zurück. Das Energielager, das keiner mag, und mit dem Pharmafirmen und windige Geschäftsleute auf der ganzen Welt jährlich Milliarden umsetzen, ist das Fettdepot. Von der Joule-Menge her gesehen macht dieses mit rund 90 Prozent den Löwenanteil aus (Abb. 18).

Wenn man vom Abnehmen spricht, meint man immer dieses Speicherfett, auch wenn man es nicht ausdrücklich dazusagt. Man will ja vor allem abnehmen, um sich optisch zu verbessern. Beim schnellen »Abnehmen« wird aber meistens auch etwas anderes weniger, etwa die Wasserspeicher oder die Muskelmasse, und man macht sich dann selbst etwas vor.

Abb. 18

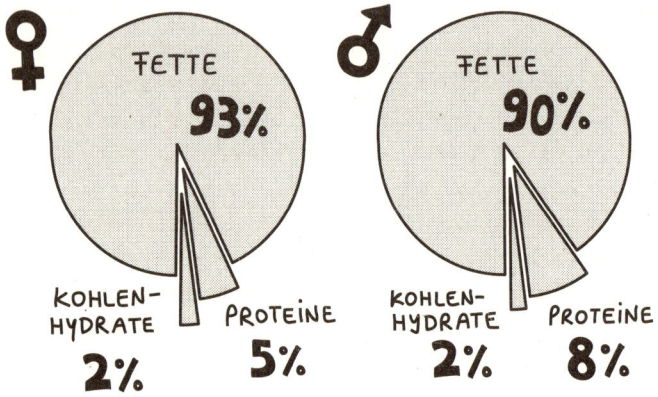

Die Abbildung zeigt die Anteile der verwendbaren Energiemenge, die sich in den jeweiligen Energiespeichern des Körpers befinden. Die Werte sind durch Fermi-Rechnungen ermittelt, also über den Daumen gepeilt. Berücksichtigt ist auch, dass die Depots niemals komplett geleert werden können. Sie sind für eine Frau mit 60 kg und einen Mann mit 80 kg abgeschätzt, die beide einen durchschnittlichen Körperfettanteil besitzen.

Neben den Fettspeichern gibt es die Kohlenhydratspeicher, die mit rund 2 Prozent am Energiekuchen den kleinsten Teil ausmachen. Sind diese Speicher voll, dann heißt es für die überschüssige chemische Energie: Ab in den Fettspeicher! Der Körper ist ja, wie schon erwähnt, in der Lage, Kohlenhydrate in Fette umzuwandeln.

Zu guter Letzt gibt es die Proteine, die vor allem in der Muskulatur gespeichert sind. Dieser Speicher macht etwa 5 bis 8 Prozent aus. Er wird aber nur in absoluten Notzeiten angezapft – etwa bei einer Nulldiät, bei der man gleichzeitig Muskelmasse abbaut, was natürlich einen sehr unerwünschten Nebeneffekt darstellt. Leider kann man diesen Speicher nicht wie die beiden anderen einfach wieder durch Essen auffüllen, sonst könnte man Bodybuilding bequem im Gasthaus um die Ecke betreiben. Die Muskeln bringt man nur durch Aktivität und geeigneten Sport wieder zum Wachsen. Das ist zweifelsohne eine unglaubliche Schweinerei!

Man kann jammern, wie man will – dass der Hauptenergiespeicher durch Fette abgedeckt wird, hat die Natur auf jeden Fall sehr gewitzt eingerichtet. Abgesehen davon, dass diese sehr gut isolieren, sind sie auch die leichteste Speichervariante, weil sie bei der gleichen Joule-Menge im Vergleich mit Kohlenhydraten nur rund die Hälfte wiegen. Außerdem binden Kohlenhydrate sehr gut Wasser. Würde unser Energiespeicher aus Kohlenhydraten bestehen und nicht aus Fett, dann läge die normale Masse eines Menschen bei mindestens 150 kg!

Die Physik hat noch einen mittelgroßen Trost parat! Dazu müssen wir uns überlegen, woher eigentlich der Brennwert unserer Nahrung stammt. Bei den Pflanzen ist es offensichtlich; diese haben ihre Energie direkt von der Sonne (>>i Die Kugel in der Mulde). Die chemische Energie im Zucker ist, wie wir schon gesehen haben, transformierte Sonnenenergie. Aber nicht nur das: Man kann in Kausalketten zurückverfolgen, dass die chemische Energie unserer gesamten Nahrung aus der Sonne stammt. Somit enthalten auch

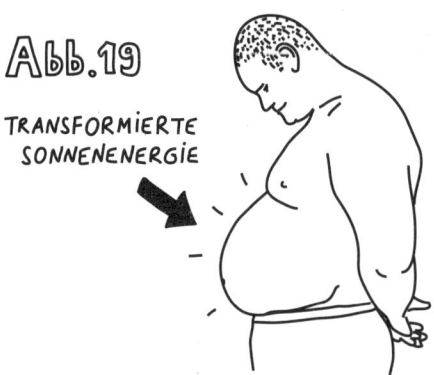

Abb.19

TRANSFORMIERTE SONNENENERGIE

Die chemische Energie, die in unserem Körper gespeichert ist, ist letztlich nichts anderes als transformierte Sonnenenergie – oder, wenn wir noch weiter zurückgehen – transformierte Urknallenergie.

die Fettpölster in Ihrem Körper transformierte Sonnenenergie (Abb. 19).

Sie können es aber auch eine Stufe bombastischer haben! Man kann die Energie natürlich immer weiter zurückverfolgen, und irgendwann einmal ist man am Anfang aller Dinge, nämlich beim Urknall, der nach heutigem Wissensstand vor 13,8 Milliarden Jahren stattgefunden hat. Die gesamte Energie, die es heute im Universum gibt, gab es – auf Grundlage des Energiesatzes – auch schon damals. Sie können also wasserdicht argumentieren, dass sich in ihren Fettpölstern transformierte Urknallenergie befindet. Und, etwas salopp formuliert: Die Joule in ihrem Körper sind 13,8 Milliarden Jahre alt! Das wäre doch einmal etwas fürs Esoterikforum!

11. DER FRIEDHOF DER ENERGIE

Die thermische Energie, im Alltag salopp als Wärme bezeichnet, ist aus dem Blickwinkel des gesamten Universums eine der wichtigsten Energieformen überhaupt. Sie spielt deshalb eine so gewichtige Rolle, weil früher oder später fast die gesamte Energie in diese Form umgewandelt wird. Die thermische Energie ist also quasi der Friedhof der Energie! Die Messung der Wärmeabgabe eines Menschen ist eine sehr wichtige Technik, um auf seinen Energieumsatz rückschließen zu können, was wiederum sehr wichtig für unser Thema ist.

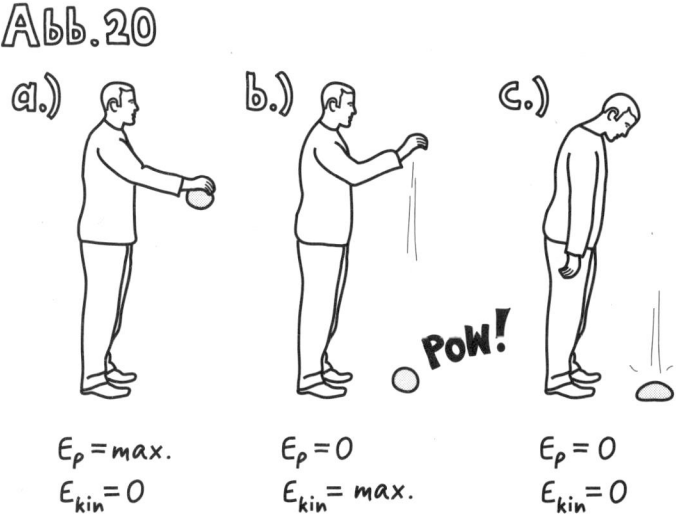

Die Lageenergie wandelt sich während des Fallens in Bewegungsenergie um. Wohin ist die Energie nach dem Aufprall aber verschwunden?

Die thermische Energie hat also praktisch überall ihre Finger drin! Warum hat aber Energie generell die Tendenz, sich auf den Energiefriedhof zu begeben? Ich will Ihnen das an einem plakativen Beispiel verdeutlichen. Nehmen wir an, Sie lassen einen Tonklumpen auf den Boden fallen (Abb. 20). Zu Beginn (a) steckt die gesamte Energie des Klumpens in der Lageenergie (E_p). Während er fällt, wandelt sich diese nach und nach in Bewegungsenergie (E_k) um. Zum Zeitpunkt des Aufpralls (b) ist die Lageenergie auf null abgesunken, dafür ist die Bewegungsenergie nun maximal, weil der Klumpen seine höchste Geschwindigkeit hat. Nachdem er aufgeklatscht ist und ruhig vor Ihnen liegt, ist aber auf einmal auch die Bewegungsenergie verschwunden (c). Wo ist aber die Energie hin? Es darf doch kein Joule verloren gehen!

In jedem Festkörper, jedem Gas und jeder Flüssigkeit bewegen sich Atome und Moleküle zu jeder Zeit. Diese ungeordnete Bewegung aller Teilchen nennt man Wärmebewegung oder thermische Bewegung. Wie stark die Teilchen sich bewegen, hängt von der Temperatur ab. Auch die Teilchen im fallenden Tonklumpen führen diese ungeordnete Bewegung aus (Abb. 21 a), aber zusätzlich bewegen sich alle Teilchen in Richtung Boden. Es gibt also neben der ungeordneten auch noch eine geordnete Bewegungsenergie aller Teilchen. Nach dem Aufprall ist die geordnete Bewegung aber weg. Weil die Energie erhalten bleiben muss, bewegen sich nun die einzelnen Teilchen stärker als vorher (Abb. 21 b). Ein anderes, makro-

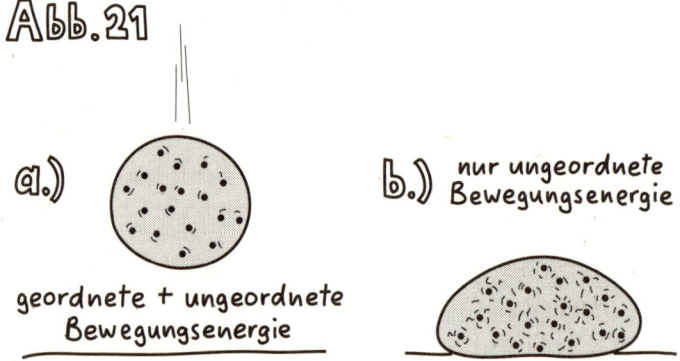

Teilchenbewegungen bei fallenden (a) und liegenden Tonklumpen (b). Bei b ist die Teilchenbewegung viel heftiger geworden — die Temperatur hat zugenommen.

skopisches Modell dafür wäre, wenn Sie eine Federkernmatratze auf den Boden werfen. Nach dem Aufprall wabbeln die Federn hin und her.

Nachdem die Stärke der ungeordneten Bewegung die Temperatur bestimmt, hat sich der Klumpen durch den Aufprall erwärmt. Die Joule sind also von der Lageenergie in die Bewegungsenergie gewandert und schließlich bei der thermischen Energie gelandet. Man kann daher bilderreich formulieren: Thermische Energie ist nichts anderes als in Unordnung gebrachte kinetische Energie.

Nicht nur beim Aufprall von Objekten, auch beim Übergang zwischen zwei Energieformen, entsteht praktisch immer ungeordnete Bewegungsenergie und somit auch thermische Energie. Daher wird mit der Zeit fast die gesamte Energie im Universum in thermische Energie umgewandelt. Das, was wir im Alltag als »Energieverbrauch« bezeichnen, ist im Grunde eine »Energieentwertung«, denn völlig ungeordnete Bewegungsenergie ist nicht mehr umzuwandeln. Die Joule bleiben also in diesem Endstadium hängen.

Auch die chemische Energie in Ihren Körperdepots wird über Zwischenstufen mechanischer Energie letztendlich in thermische Energie umgewandelt und landet somit auf dem Energiefriedhof. Nehmen wir zum Beispiel an, Sie stehen jetzt auf, laufen zehnmal um den Häuserblock und setzen sich wieder. Die Situation ist nun wie vor dem Laufen – außer, dass Sie keuchen und schwitzen. Wenn Sie auf demselben Sessel sitzen, hat sich Ihre Lageenergie nicht geändert, und die Bewegungsenergie ist in Ruhe sowieso immer null. Die gesamte chemische Energie, die Sie beim Laufen umgesetzt haben, hat sich in thermische Energie umgewandelt. Körper und Kleidung haben sich erwärmt, die Schuhe, der Boden und die Luft. Sport und Bewegung zu machen bedeutet energetisch gesehen, chemische Energie in thermische Energie umzuwandeln – die Joule somit ihrer letzten Bestimmung auf dem Energiefriedhof zu überantworten.

Die Tatsache, dass sich die im Körper umgesetzte Energie vollständig in thermische Energie umwandelt und dann als Wärme den Körper verlässt, wird bei der sogenannten Kalorimetrie ausgenützt, bei der man den Energieumsatz einer Person messen kann. Damit werden wir uns später noch eingehender beschäftigen.

12. MASSE ODER GEWICHT?

Es gibt kaum etwas Anspruchsvolleres, als einem Nicht-Physiker-
Innen den Unterschied zwischen Masse und Gewicht zu erklären –
zumindest mir geht es so. Nachdem wir uns hier in einem Physik-
buch befinden, fühle ich mich aber beinahe moralisch verpflichtet,
es zumindest zu versuchen. Ich denke, dass die Verwechslung von
Masse und Gewicht neben der Verwendung des Begriffs »Energieerzeugung« der am häufigsten vorkommende physikalische Fehler
weltweit ist, weil er im Alltagsleben täglich aufs Neue zillionenfach
gemacht wird. Im Prinzip ist es im Alltag ja auch wirklich vollkommen egal. Aber einer PhysikerIn tut diese Verwechslung immer
weh, denn es ist etwa so, als würden Sie sagen, Sie sind 44 Jahre
groß und 177 cm alt. Falsche Einheit eben! Die falschen Einheiten
führen aber, wie wir beim Absturz des Mars Climate Orbiter gesehen haben, oft zu wirklich gravierenden Missverständnissen.

Ich gebe zu, dass der Unterschied zwischen Masse und Gewicht
nicht einfach zu verstehen ist und mache Ihnen daher einen Vor-
schlag: Wenn Sie dieses Kapitel bis jetzt schon gelangweilt hat,
dann blättern Sie gleich zu Kapitel 13 weiter. Wenn Sie doch ein
bisschen neugierig geworden sind, denken Sie bitte über folgende
Frage nach: Was misst eine Waage, die Masse oder das Gewicht? Ich
hole ganz kurz aus und werde dann die Frage beantworten.

Was ist Masse? Am besten kann man es so verstehen: Die Masse
gibt an, wie schwer es ist, einen Gegenstand in Bewegung zu setzen
oder abzubremsen. Die Masse wird in Kilogramm (kg) angegeben.
2 kg sind also doppelt so schwer abzubremsen wie 1 kg. Jetzt kommt
ein ganz wichtiger Punkt: Die Masse eines Gegenstands ist im gesamten Universum gleich groß – immer! 1 kg ist auf der Erde 1 kg,
auf dem Mond 1 kg, in der nächsten Galaxis 1 kg, ja sogar am Rande
des sichtbaren Universums 1 kg. Ein Kilogramm ist ein Kilogramm
ist ein Kilogramm! Man sagt in der Physik daher auch, die Masse ist
invariant, also unveränderlich. Nehmen wir an, Sie haben eine
Masse von 75 kg. Diese Masse haben Sie im gesamten Universum.

Die Gewichtskraft oder kurz das Gewicht ist jene Kraft, mit der etwas von der Erde (oder irgendeinem Mond oder Planeten, auf dem man sich gerade befindet) angezogen wird.

Das Gewicht G ist Masse m mal Fallbeschleunigung g, also $G = m \cdot g$. Sie sehen also: Masse und Gewicht sind untrennbar miteinander verknüpft. Das Gewicht wird, wie alle Kräfte, in Newton (N) angegeben. Weil die Fallbeschleunigung über den Daumen gepeilt den Wert 10 m/s^2 hat, kann man das Gewicht in Newton berechnen, indem man die Kilogramm mit 10 multipliziert. Eine Person mit der Masse von 75 kg hat daher ein Gewicht von 750 N. Wenn Sie einen Eindruck von 1 N bekommen wollen, müssen Sie nur eine Tafel Schokolade in der Hand halten. Nur halten, nicht essen!

Während die Masse invariant ist, hängt das Gewicht immer von der Anziehungskraft des Objekts ab, auf dem man sich befindet, also von der Fallbeschleunigung. Sogar auf der Erde gibt es kleine Gewichtsunterschiede zwischen Pol und Äquator, Berg und Tal. Am Mond wiegt man im Vergleich zur Erde überhaupt nur rund ein Sechstel. Das Gewicht ist also nicht invariant. Es wäre aber falsch zu sagen, die Masse am Mond beträgt nur mehr ein Sechstel. Die Masse ist ja gleich geblieben, da invariant, bloß wird der Astronaut vom Mond weniger stark angezogen.

Was misst nun aber eine Waage, etwa Ihre Badezimmerwaage? Sie misst, wie stark Sie von der Erde angezogen werden. Also misst sie Ihr Gewicht! Würden Sie sich auf dem Mond wiegen, würde die Waage nur mehr ein Sechstel anzeigen. Jetzt kommt aber die große Gemeinheit: Auf der Anzeige der Waage stehen, wie Sie wissen, Kilogramm. Das heißt, dass eine Waage Ihr Gewicht in eine Masse »übersetzt«. Jede Waage ist somit streng genommen nur für einen bestimmten Ort geeicht, und bei Präzisionswaagen muss man das bereits berücksichtigen. Eine für den Nordpol geeichte Waage zeigt am zeigt am Äquator um 0,5 Prozent zu wenig an, auf dem Mond sogar um 83 Prozent zu wenig.

Wie formuliert man also physikalisch richtig? Die Formulierung »Ich will Gewicht verlieren« ist richtig. Denn wenn der Fettpolster abnimmt, nimmt auch die Masse ab und damit das Gewicht. Auch die Alltagsbegriffe »Gewichtsproblem« oder »Übergewicht« sind daher nicht falsch, und ich habe sie im Buch ebenfalls verwendet, denn »Übermasse« klingt wirklich nicht sehr elegant. Die Formulierung »Ich habe ein Gewicht von 75 kg« ist jedoch falsch! Physikalisch richtig müssten Sie sagen: »Ich habe eine Masse von 75 kg.« Natürlich wäre auch die Formulierung »Ich habe ein Gewicht von 750 N« richtig, aber dazu müssten Sie die Anzeige der Waage quasi rückübersetzen, und das machen im Alltag nicht einmal HardcorephysikerInnen!

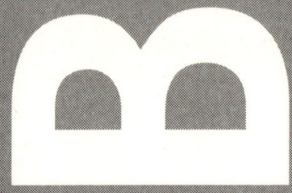

» DER ENERGIE-INPUT

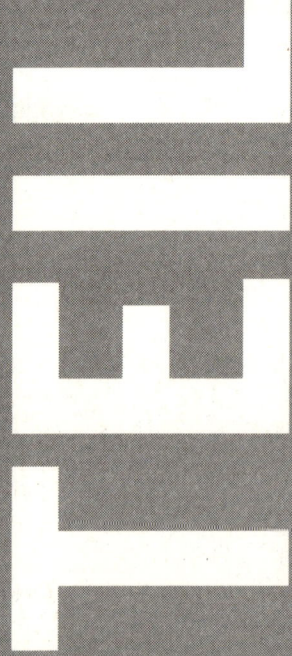

TEIL B

DAS ERSTE, WAS MAN BEI EINER ABMAGERUNGSKUR VERLIERT, IST DIE GUTE LAUNE.

GERT FRÖBE

13. DER MENSCH: KUGEL ODER DONUT?

Wir werden uns in den folgenden Kapiteln mit der Input-Seite beschäftigen, also mit der Energie, die über die Nahrung in Ihren Körper hineinfließt. Aber man muss aufpassen, was man mit »in den Körper« eigentlich meint, denn innen ist nicht gleich innen, um es etwas kryptisch zu formulieren. Damit Sie verstehen, worauf ich hinauswill, müssen wir einen Ausflug in die Topologie machen.

Diese ist ein Teilgebiet der Mathematik und beschäftigt sich mit Eigenschaften von geometrischen Körpern. Das klingt jetzt einigermaßen staubtrocken, kann aber durchaus spannend sein. So ein geometrischer Körper kann auch ein alltäglicher Gegenstand sein, etwa eine Kaffeetasse, ein Glas, ein Donut, eine Kugel – oder eben auch ein Mensch. Im Rahmen der Topologie untersucht man unter anderem, ob man zwei Objekte durch Biegen, Strecken, Knautschen oder Verdrehen ineinander überführen kann. Schneiden, Kleben und Durchlöchern sind verboten! Und siehe da: Eine Kaffeetasse – die muss ich als leidenschaftlicher Kaffeetrinker jetzt einfach nehmen – kann man überraschenderweise auf die Form eines Donut bringen (Abb. 22).

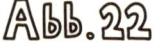

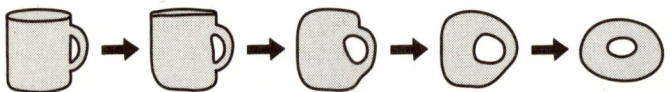

Die Verwandlung einer Kaffeetasse in einen Donut kann man durch Verformung schaffen, ohne dass man dabei schneidet, klebt oder durchlöchert.

Man sagt daher, dass Kaffeetasse und Donut topologisch gesehen gleich sind – geschmacklich natürlich nicht. Und daher stammt auch das Bonmot, dass ein Topologe ein Mensch ist, der eine Kaffeetasse nicht von einem Donut unterscheiden kann.

Statt »topologisch gesehen gleich« kann man auch kurz und

knackig *homöomorph* sagen. Tasse und Donut sind also homöomorph, Glas und Kugel sind homöomorph. Aber man kann aus einem Glas keine Tasse machen, weil man auch aus einer Kugel keinen Donut machen kann. Dazu müsste man in beiden Fällen ein Loch durchbohren, und genau das ist ja verboten. Daher sind Kugel und Donut *nicht* homöomorph.

Mit welcher geometrischen Form ist der Mensch vergleichbar? Der Mensch hat ein Loch durch den ganzen Körper, nämlich den Verdauungstrakt. Daher kann der Mensch topologisch gesehen keine Kugel sein. Der Mensch ist salopp gesagt ein Donut! Gut, ganz exakt ist das nicht, denn es gibt ja mit den beiden Nasenlöchern und dem Mund quasi drei Eintrittsöffnungen (die restlichen Löcher im Körper sind übrigens alle Sackgassen). Wir wollen es aber nicht zu kompliziert machen, weil es ja um das Wesentliche geht. Und falls Sie das mit den drei Löchern stört, können Sie sagen: Ein Mensch mit einer Nasenklammer und ein Donut sind homöomorph (Abb. 23). Deshalb werden wir die folgenden Überlegungen anhand eines Donuts durchführen und dann auf den Menschen übertragen.

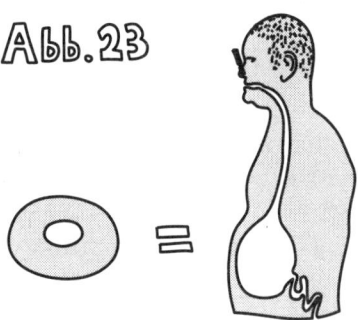

Abb. 23

Ein Mensch mit einer Nasenklammer und ein Donut sind homöomorph.

In der Geometrie nennt man die Donut-Form übrigens einen Torus. Wo ist bei einem solchen Torus innen? Nehmen wir an, Sie wollen ihn mit Wasser füllen. Dann müssen sie dieses durch irgendein Loch in der Wand des Torus einfüllen. Das ist vergleichbar damit, wenn Sie einen Fahrradschlauch durch das Ventil mit Wasser anfüllen. Sie könnten natürlich das Wasser auch in das Loch in der Mitte des Torus gießen. Dieses gehört aber nicht zu seinem Volumen. Wenn Sie den Torus aufheben, bleibt das Wasser ja liegen. Sie werden mir zustimmen, dass dieses nicht wirklich *im* Torus war.

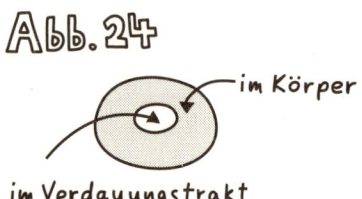

Die Nahrung, die wir zu uns nehmen, ist zunächst im Verdauungstrakt. Dieser gehört aber topologisch gesehen nicht zum Volumen des Menschen. Die chemische Energie steht uns daher erst zur Verfügung, wenn die Stoffe durch die Darmwand in den Körper gelangt sind.

Mit dem Menschen und der Nahrung ist das ganz ähnlich. Die Nahrung, die Sie zu sich nehmen, ist zunächst im Verdauungstrakt. Dieser entspricht dem Loch in der Mitte des Torus (Abb. 24). Die Nahrung ist somit topologisch gesehen noch nicht im Körper, und die chemische Energie steht Ihnen auch noch nicht zur Verfügung. Im Verdauungstrakt wird die Nahrung aber aufgespalten und gelangt durch die Darmwand nach und nach in Ihren Körper, also wirklich *in* den Torus hinein. Erst dann steht Ihnen die chemische Energie zur Verfügung.

Was hat das nun mit dem Energie-Input zu tun? Sehr viel! Der Input ist nur das, was durch die Darmwand in Ihren Körper gelangt, und nicht das, was Sie beim Essen über den Mund aufnehmen. Damit etwas in das Innere Ihres Körpers gelangt, also in das Volumen des Torus, muss es immer eine Schicht von Zellen passieren, eine Trennwand, die das Volumen des Körpers von der Außenwelt abgrenzt. So muss etwa die Nahrung durch die Darmwand oder die Luft durch die Lungenbläschen (>>i Der kleine Grenzverkehr).

Wieso ist eigentlich die Luftröhre nicht ebenfalls ein weiteres Loch durch den Torus? Weil sie in eine Sackgasse führt. Der Luftweg spaltet sich immer weiter auf und endet schließlich in den Lungenbläschen. Der Mensch hat etwa 300 bis 400 Millionen davon, aber das sind ebenso viele Sackgassen, weil man dort gegen die Außenwand des Torus stößt. Auch »in der Lunge« ist daher topologisch gesehen noch nicht »im Körper«. Wie kommen die Gase aber dann ins Blut? Mittels Diffusion durch die Wand der Lungenbläschen und dann durch die Wand der Blutgefäße. Auf umgekehrtem Weg verlässt das Kohlenstoffdioxid wieder den Körper. Es gibt niemals einen direkten Kontakt des Blutes mit der Außenwelt, es ist immer eine Membran dazwischen. Das ist sehr gut so, denn es verhindert, dass das Blut aus unserem Körper rinnt, wenn wir etwa einen Handstand machen.

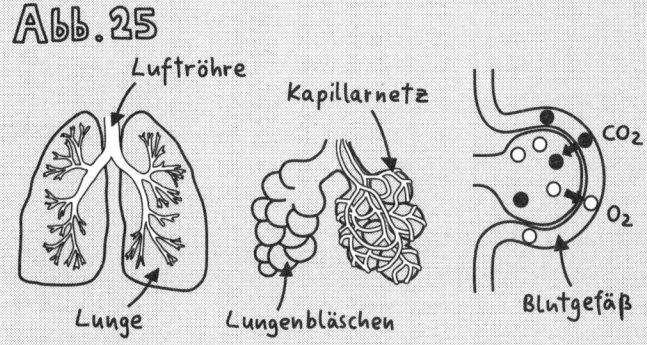

Abb. 25

Luftröhre · Kapillarnetz · CO_2 · O_2 · Blutgefäß · Lunge · Lungenbläschen

Das Blut hat keinen direkten Kontakt zur Umgebung außerhalb des Menschen. Erst wenn der Sauerstoff durch die Wand der Lungenbläschen durch ist, ist er wirklich im Körper.

Unter normalen Bedingungen gelangt so gut wie die gesamte chemische Energie, die wir mit der Nahrung durch den Mund aufnehmen, auch tatsächlich durch die Darmwand in den Körper. Das zeichnet eine gesunde Verdauung aus. »So gut wie die gesamte Energie« ist aber ein wenig schwammig, und nachdem PhysikerInnen gerne quantifizieren und es somit mögen, konkrete Zahlen zum Abbeißen zu haben, habe ich mich auf der Suche nach eben-solchen gemacht. Mein Resümee: Konkrete Brennwertangaben findet man kaum! Vielleicht liegt es dran, dass man in den Geruch kommt, pervers zu sein, wenn man am Nährwert von Kot interessiert ist? Wie dem auch sei, aus den spärlichen Angaben lässt sich durch eine Fermi-Rechnung hochrechnen, dass der dadurch verlorene Brennwert in der Größenordnung von rund 3 Prozent liegt.[8] Sie bemerken die vorsichtige Formulierung! Auf jeden Fall kann man sagen, dass der Wert *einige Prozent* beträgt, aber ich wollte mich eben auf eine Zahl festlegen.

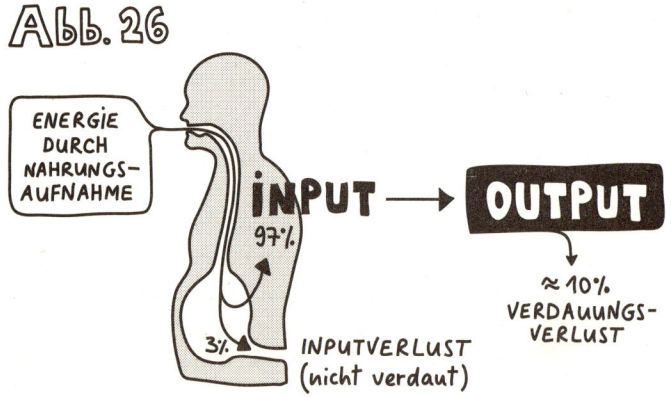

Genau genommen ist der Energie-Input nur das, was durch die Darmwand in den Körper gelangt. Der Input-Verlust beträgt etwa 3 Prozent. Nicht zu verwechseln ist dieser mit dem Verdauungsverlust, der auf der Output-Seite auftritt, und den wir später noch genauer besprechen.

Die Energiemenge, die nicht in den Körper gelangt, ist gewissermaßen ein Verlust bei der Verdauung. Mit dem Begriff »Verdauungsverlust« wird allerdings die Menge an Energie bezeichnet, die der Körper beim Verdauen der Nahrung benötigt. Damit es hier nicht zu Verwechslungen kommt, nenne ich die Energie, die niemals aus dem Darm in den Körper gelangt, Input-Verlust (Abb. 26).

Der Input-Verlust hält sich also in überschaubaren Grenzen.

Aber im Prinzip ist der Wert sowieso nicht von Belang, wenn er immer gleich bleibt. Das merken wir ja gar nicht, weil er eben schon in der Energiebilanz inkludiert ist. Es gibt aber sehr wohl Situationen, in denen sich der Input-Verlust auf einmal ändert, etwa bei Durchfall. Der große Gewichtsverlust dabei ist natürlich vor allem auf den Wasserverlust zurückzuführen, aber ein wenig auch auf die negative Energiebilanz, und das kann sich, wie wir schon gehört haben, über einen längeren Zeitraum ganz schön zusammenläppern.

Manche Menschen nehmen vorsätzlich Abführmittel, um den Input-Verlust hoch zu halten. Es gibt aber eine noch subtilere Methode, und zwar mithilfe der Substanz Orlistat, die salopp gesagt einen selektiven Fett-Durchfall auslöst – worauf die Menschen alles kommen, wenn sie abnehmen wollen! Das unter dem Handelsnamen Xenical bekannte Medikament hemmt die fettzerlegenden Enzyme im Magen-Darm-Trakt, wodurch diese nicht oder nicht so gut in ihre Bestandteile zerlegt werden können. In Folge wird ihre Aufnahme durch den Darm um rund ein Drittel gesenkt. Da Fette wiederum rund ein Drittel der aufgenommenen Energie ausmachen, zumindest wenn man sich vernünftig ernährt, sinkt somit der Energie-Input um ein Drittel eines Drittels, also um ein Neuntel ab. Das sind immerhin 11 Prozent, und damit könnte man im Jahr rein rechnerisch 13,5 kg abnehmen.

Da die unverdauten Fette wieder ausgeschieden werden, sind sie niemals am Energie-Input beteiligt. Um bei unserem Modell zu bleiben: Sie waren nur im Loch des Torus. Man erkauft sich diese Input-Absenkung daher mit der Neigung zu öligen Durchfällen, vor allem wenn man weiter fettreich isst.

Ich entschuldige mich dafür, dass das Kapitel mit Durchfall endet. Aber ich wollte den Ausflug in die Topologie unbedingt mit Ihnen unternehmen, weil, den Menschen als Donut zu betrachten, hat mich einfach zu sehr gereizt – und den Durchfall muss man dabei leider in Kauf nehmen.

14. DAS ESSEN UND DIE BOMBE

Ich habe in Kapitel 10 von der chemischen Energie beziehungsweise vom Brennwert gesprochen, bin Ihnen aber noch konkrete Zahlen schuldig geblieben. Vielleicht habe ich mich deswegen gedrückt, weil es gar nicht so leicht ist, diese Werte zu konkretisieren. Woher weiß man die Höhe der chemischen Energie? Indem man die Stoffe komplett verbrennt und die Abwärme misst! Der Begriff »Brennwert« passt hier also perfekt! Solche Messungen führt man schon seit 1870 mit Bombenkalorimetern durch (Abb. 27). Die Wärmeenergie muss, im Sinne des Energieerhaltungssatzes, genau der freigesetzten chemischen Energie aus den Nährstoffen entsprechen. Doch der Hund liegt bekanntlich im Detail begraben! Denn Brennwert ist nicht gleich Brennwert.

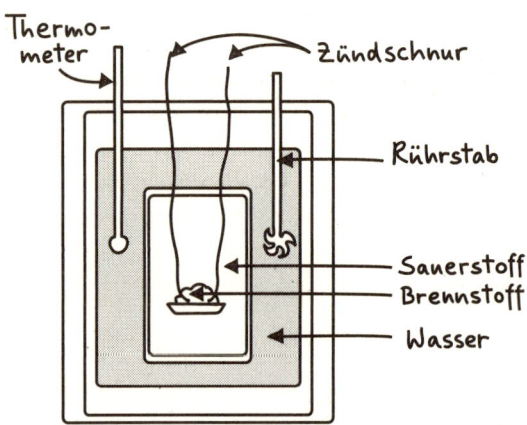

Abb. 27 BOMBENKALIROMETER

Im Inneren eines thermisch isolierten Stahlbehälters befindet sich in einem Wasserbad ein weiterer Behälter – die »Bombe« –, in dem sich der Teststoff befindet. Dieser wird verbrannt, und von der Erwärmung des Wassers kann auf den Brennwert geschlossen werden.

Die mit dem Bombenkalorimeter gemessenen Werte gelten bei einer vollständigen Verbrennung. Man nennt das den *physikalischen* Brennwert, und er ist ein Bruttowert. Der auf den Lebensmittelpackungen oder in Tabellen angegebene Wert ist aber der *physiologische* Brennwert, gibt also an, welche Energie der Körper davon entnehmen kann. Das ist der Nettowert. Kohlenhydrate und Fette können auch im Körper völlig verbrannt werden, daher gilt bei diesen netto = brutto. Das Bombenkalorimeter liefert also gleich den richtigen Wert. Sie wissen aus Erfahrung, dass *brutto* und *netto* aber oft schmerzhaft auseinanderklaffen kann, und genau das ist bei den Proteinen der Fall. Diese können im Körper nicht komplett abgebaut werden, sondern es bleibt Harnstoff übrig, der bei der Verbrennung noch einmal Energie liefern würde. Der Körper verbrennt Proteine also nicht vollständig. Hier stimmen physikalischer und physiologischer Brennwert *nicht* überein, und es gilt: netto < brutto. Man muss also noch einmal den Brennwert von Harnstoff vom ersten Ergebnis abziehen, wodurch die Bestimmung des physiologischen Brennwerts ein wenig zur Bastelarbeit wird.

Außerdem muss man berücksichtigen, dass es viele verschiedene Kohlenhydrate, Fette und Proteine gibt, die einen unterschiedlichen Brennwert aufweisen. Die Angaben, die Sie in Tabellen finden, sind daher immer nur Mittelwerte und somit als Richtwerte zu sehen (Tabelle 2). Traubenzucker hat zum Beispiel nur 15,7 kJ/g (3,7 kcal/g), liegt also deutlich unter dem Wert in der Tabelle. Weil die Mittelwerte angegeben sind, finden Sie auch in verschiedenen

STOFFE

1 g Kohlenhydrate	17 kJ	4 kcal
1 g Fett	39 kJ	9,3 kcal
1 g Eiweiße (Proteine)	17 kJ	4 kcal
1 g Alkohol (Ethanol)	29 kJ	7,1 kcal

Tabelle 2: Richtwerte für die Brennwerte der Nährstoffe.

Büchern verschiedenen Zahlen, falls Sie sich darüber schon einmal gewundert haben.

Sie sehen, dass bereits die Angabe des Brennwerts der reinen Stoffklassen eine tückische Sache ist. Bei Lebensmitteln, die selbstverständlich aus allem Möglichen zusammengesetzt sein können, wird es noch schwieriger. Viele Stoffe können vom Körper gar nicht verwertet werden, brennen aber wunderbar. Ein extremes Beispiel wäre ein Stück Steinkohle, das Sie verzehren. Es würde in der Bombe einen Brennwert von 30 kJ/g liefern, also etwa dem Nährwert von Ethanol entsprechen. Der Körper kann es aber nicht verdauen, daher ist der physiologische Brennwert null! Natürlich gehört Steinkohle nicht zu unseren Nährstoffen, aber ich wollte Ihnen ein extremes Beispiel nennen.

Wenn Sie zum Beispiel den Brennwert eines Big Mac bestimmen wollen, bleibt Ihnen nichts anderes übrig, als die Menge der nicht verdaubaren Überreste abzuschätzen, und genau das wird auch gemacht, womit wir wieder bei der Bastelarbeit sind. Zusätzlich schwankt aber auch die Zusammensetzung der Lebensmittel. Nicht jede Kuh hat genau dieselbe Figur. Kurz: Die physiologischen Brennwerte auf den Verpackungen sind immer nur als Richtwerte zu sehen. Aber eigentlich ist es egal. Vom Erbsenzählen allein hat noch nie jemand abgenommen. Deshalb rate ich Ihnen wieder: Vergessen Sie das alles! In Wirklichkeit ist es ganz einfach. Jeder weiß in etwa, was er normalerweise isst. Und um eine negative Energiebilanz zu bekommen, können Sie alles so lassen wie es war – und einfach etwas weniger von allem essen.

Immer wieder macht, vor allem in einschlägigen Abnehmforen, der Mythos die Runde, dass es Nahrungsmittel mit »negativen Kalorien« gibt. Das wäre ja ein Ding! Das würde bedeuten, dass die Joule ein negatives Vorzeichen hätten. Stellen Sie sich eine Burenwurst mit – 1000 kJ (– 238 kcal) vor! Je mehr sie davon äßen, desto mehr würden Sie abnehmen! Das würde den Entdecker sehr reich und viele Menschen sehr glücklich machen. Aber leider, die Physik muss Sie hier enttäuschen, denn negative Energie kann es nicht geben, zumindest nicht im normalen Leben. Es wird zwar diskutiert, dass es abgefahrene physikalische Effekte gibt, bei denen negative Energie eine Rolle spielen *könnte*, etwa bei den berühmten Wurmlöchern, aber das ist sehr spekulativ und es gibt nicht den geringsten Beleg dafür. Wenn Sie so wollen, ist das eine mathematische Spielerei der theoretischen Physik. Selbst wenn es eine solche exotische Materie tatsächliche gäbe, im Alltag und noch konkreter bei der Nahrung tritt sie ganz sicher nicht auf. Exotische Materie ist nicht essbar!

Punkto Abnehmen ist noch wichtig zu wissen, wie hoch der Brennwert von Körperfettgewebe ist. Man könnte ja bei einem Blick auf Tabelle 2 vermuten, dass 1 kg Körperfettgewebe einen Brennwert von 39 000 kJ (9300 kcal) besitzt. Tatsächlich hat 1 kg Körperfettgewebe aber einen Brennwert zwischen 27 000 kJ und 31 000 kJ. Das liegt daran, dass sich im Speicherfett des Körpers auch ein paar Prozent Proteine befinden und ein kleiner, variabler Wasseranteil. Damit wir schöne Zahlen kriegen, sind alle Schätzungen in diesem Buch mit 30 000 kJ (7143 kcal) durchgeführt. Angesichts der vielen Unsicherheiten im Zusammenhang mit den Brennwerten sehen Sie auf jeden Fall, dass es sich hier um eine wunderschöne Spielwiese für Fermi-Rechnungen handelt, denn völlig exakte Rechnungen sind unmöglich.

Der um etwa 20 Prozent geringere Brennwert von Depotfett hat einen Vorteil und einen Nachteil. Ich persönlich höre in solchen Situationen lieber den Nachteil zuerst und fange daher mit diesem an. Sie nehmen bereits 1 kg zu, wenn Sie einen Bilanzüberschuss von 30 000 kJ haben, und nicht erst bei 39 000 kJ. Um es ganz plakativ zu machen: 0,75 kg reines Fett, das Sie zu sich nehmen, wird im Körper zu 1 kg Körperfett gestreckt. Sie setzen also mehr an, als Sie eigentlich erwarten würden. In der Umkehrung liegt aber gleichzeitig der Vorteil. Das Abnehmen geht natürlich auch um 25 Prozent schneller, weil Sie ja weniger Energie umsetzen müssen, um dieses Kilogramm Körperfett wieder zu verlieren. Aber wie viel und wie schnell kann man eigentlich abnehmen, wenn man weniger isst? Sind die berüchtigten 5 kg in einer Woche tatsächlich möglich? Oder sind sogar 2 kg in 24 Stunden drin, wie man auch schon gehört hat? Rechnen wir mal nach!

15. ABNEHMEN VERSUS ABSPECKEN

Bevor wir abschätzen, wie viele Kilogramm man in einer Woche verlieren kann, müssen wir eine wichtige Sache klären, damit wir nicht Äpfel mit Birnen vergleichen. Wir müssen uns überlegen, woraus ein Mensch besteht. Es gibt verschiedene Möglichkeiten, einzuteilen. Sie könnten zum Beispiel den Menschen nach seinen Atomsorten ordnen, also nach den Elementen. Es ist jetzt nicht so, dass diese Einteilung für die folgenden Betrachtungen wahnsinnig praktikabel wäre, aber ich konnte nicht widerstehen, sie zu erwähnen, denn sie ist faszinierend und desillusionierend zugleich. Würden Sie einen Menschen tatsächlich in seine Atomsorten zerlegen, hätten Sie etwas mehr als 20 Häufchen beziehungsweise Gasballons vor sich (>>i Kohlenstoffeinheit Mensch). Das ist nicht sehr romantisch, gibt aber einen wirklich guten Überblick. Diese Einteilung ist der schon angesprochene Beweis, dass der Mensch wesentlich mehr ist als nur die Summe seiner Teile. Etwas überraschend ist, dass wir großteils aus Sauerstoff bestehen. Diese Sauerstoffatome sind aber nicht frei, sonst würden sie ja verduften, sondern in Form von Wasser gebunden. Und das liefert uns schon einen sehr guten Hinweis darauf, dass wir Menschen aus ganz viel Wasser bestehen.

Man könnte auch anatomisch einteilen, Jack-the-Ripper-mäßig, und den Menschen in Muskeln, Knochen, Haut, Fett und Flüssigkeiten zerlegen. Aber auch das ist für unsere Zwecke nicht praktikabel, weil es zum Beispiel die Inhalte von Darm und Blase nicht berücksichtigt. Ich habe mich daher für eine Hybridlösung entschieden (Abb. 28). Ich beziehe Wasserspeicher, Darm- und Blasenfüllung sowie das Speicherfett mit ein und fasse den Rest zu einem einzigen Posten zusammen. Und wir sehen: Der Mensch besteht – wenig überraschend – zum Großteil aus Wasser. Dieses befindet sich in den Zellen und um diese herum und macht auch etwa die Hälfte des Blutes aus. Die Größe des Wasserspeichers hängt deutlich von Geschlecht, Alter oder Körperbau ab und kann

KOHLENSTOFFEINHEIT MENSCH

Ein gesunder Mensch besteht aus etwas mehr als 20 verschiedenen Elementen. In Tabelle 3 sehen Sie eine Aufschlüsselung der sechs häufigsten Elemente nach ihrer Masse. Diese machen mehr als 99 Prozent aus! Dass vor allem O, C, H und N einen so großen Beitrag liefern, soll nicht verwundern. Denn der Mensch lebt ja, wie schon erwähnt, von der Energie, die beim Umgruppieren genau dieser Atome frei wird. Das in Summe mit Abstand massenreichste Element ist der Sauerstoff. Kein Wunder, denn der Mensch besteht zu etwa zwei Drittel aus Wasser, also aus H_2O, und Sauerstoffatome sind wesentlich massereicher als Wasserstoffatome. Etwas überraschend ist vielleicht mit einem Fünftel der Gesamtmasse der Anteil des Kohlenstoffs. Deshalb werden in Science-Fiction-Filmen wie »Star Trek« die Menschen von Aliens oft als »Kohlenstoffeinheiten« bezeichnet.

ELEMENT	MASSEN-PROZENT	ABSOLUTE MASSE BEI EINER KÖRPERMASSE VON	
		60 kg	80 kg
Sauerstoff (O)	64 %	38,4 kg	51,2 kg
Kohlenstoff (C)	20 %	12 kg	16 kg
Wasserstoff (H)	10 %	6 kg	8 kg
Stickstoff (N)	3 %	1,8 kg	2,4 kg
Calcium (Ca)	1,5 %	0,9 kg	1,2 kg
Phosphor (P)	1 %	0,6 kg	0,8 kg
Rest	0,5 %	0,3 kg	0,4 kg

Tabelle 3: Die Massenanteile des Menschen nach Elementen sortiert. Zur besseren Anschaulichkeit sind in der letzten Spalte die absoluten Massenwerte für zwei konkrete Beispiele angegeben. Die Zahlen sind – wie immer – als Richtwerte zu sehen.[9]

zwischen 45 und 75 Prozent schwanken.[10] Die für uns spannende Frage lautet nun: Welcher dieser aufgelisteten Posten kommt für starke Gewichtsschwankungen *in kurzer Zeit* infrage?

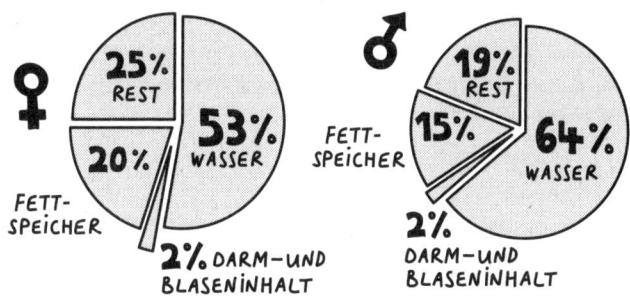

Abb. 28 MASSENZUSAMMENSETZUNG

Abschätzung der prozentuellen Massenzusammensetzung einer Frau mit 60 kg und 20 Prozent Körperfettanteil sowie einem Mann mit 80 kg und 15 Prozent Körperfettanteil. Dieses Diagramm ist exemplarisch zu sehen.

Da ist zum einen der Darm- und Blaseninhalt. Na ja, das ist jetzt wieder so ein Thema, in das ich mich gar nicht allzu sehr vertiefen möchte. Wichtig für unsere Belange ist, dass dieser Beitrag etwa 2 Prozent, also rund 1,5 kg ausmacht. Das ist so gesehen natürlich nicht viel, aber wenn Sie zwei Tage wenig oder gar nichts essen und auch die Blase leer ist, kommen Sie schon auf einen respektablen Gewichtsverlust. Der Leere-Darm-Effekt mit über einem 1 kg spielt auf jeden Fall in der Startphase einer rigorosen Diät eine nicht unbeträchtliche Rolle, ist aber natürlich nur Kosmetik, wenn es ums Abnehmen geht. Und außerdem lässt sich der Trend nicht linear fortsetzten, weil mehr als leer geht nicht.

Zum andern kommt für eine schnelle Massenschwankung nur der Wasserspeicher infrage. Wie bei der Energie gibt es auch hier eine Bilanz mit Input und Output. Der Wasserverlust beträgt unter normalen Bedingungen, also wenn nicht gerade Hochsommer ist oder Sie sich zufällig in der Sahara befinden, jeden Tag etwa 2,5 l. Etwa 1,5 l gehen dabei mit dem Urin verloren. Überraschend ist, dass man jeden Tag in Summe fast 1 l durch Schweiß und Verdunstung an den Schleimhäuten verliert. Wenn Sie diese Flüssigkeitsverluste nicht ausgleichen, sinkt der Wassergehalt in Ihrem Körper.

1 l Wasser hat eine Masse von ziemlich exakt 1 kg. Wenn Sie zum Beispiel an einem Tag nichts oder kaum etwas trinken, kann sich der Wasserverlust leicht auf 1 bis 2 kg summieren, wenn Sie stark geschwitzt haben, auch auf mehr. Mit Sport kann man zusätzlich sehr schnell Wasser verlieren. Untrainierte schaffen dabei etwa 1 kg pro Stunde, Trainierte sogar 2 bis 3 kg, weil nicht nur ihre Muskeln, sondern auch ihre Schweißdrüsen besser trainiert sind.[11] Ich habe einmal im Fernsehen eine amerikanische Show gesehen, bei der übergewichtige Kandidaten live auf diversen Fitnessgeräten arbeiteten. Zwischendurch wurden Sie gewogen, um zu sehen, »wie viel sie schon abgenommen haben«. Ich war sehr perplex und bin mir bis heute nicht sicher, ob die Sendungsverantwortlichen selbst an diesen unglabulichen Schwachsinn glaubten.

Auch in der Sauna kann man sehr schnell Gewicht verlieren – aber natürlich ist es nur Wasser! Ganz gezielt wird die Sauna-Methode in den Kampfsportarten angewandt, wenn ein Athlet für seine Gewichtsklasse zu viel auf die Waage bringt. Wenn ihn nicht einmal mehr komplettes Ausziehen bei der offiziellen Abwaage retten würde, schwitzt er vorher in der Sauna, mit Trainingsanzug und Springschnur springend. Man spricht dabei treffend vom »Abkochen«. So kann man innerhalb kürzester Zeit einige Kilogramm verlieren. Selbstredend sind so große Wasserverluste sehr ungesund!

Darüber hinaus gibt es Stoffe, die die Wasserausscheidung erhöhen, sogenannte entwässernde oder diuretische Stoffen. Alkohol gehört dazu. Wenn man am Vortag ein bisschen zu tief ins Glas geschaut hat, wird man am nächsten Tag von der Waage eventuell positiv überrascht. Auch manche »Diät-Pillen« beruhen vor allem auf dem Prinzip der Entwässerung und gaukeln dadurch rasche Erfolge vor.

Und schließlich ist es noch sehr wichtig, zwei weitere Effekte zu erwähnen, die letztlich auch mit Wasser zusammenhängen. Kohlenhydrate binden etwa 3 g Wasser pro 1 g Eigenmasse. Wenn Sie also zu Beginn einer Diät auch auf Kohlenhydrate verzichten, und der Körper baut, sagen wir, 250 g Kohlenhydrate aus der Reserve ab, verlieren Sie in Summe etwa 1 kg. Der zweite Effekt betrifft die Muskeln. Diese bestehen zu rund 80 Prozent aus Wasser und zu 20 Prozent aus Eiweiß. Bei einer Nulldiät, wenn man also gar nichts isst, verliert der Körper ab dem zweiten Tag sehr viel Muskelmasse. Man kann auf diese Weise in der Anfangsphase bis zu 0,4 kg Muskeln pro Tag verlieren – die man später wieder mühsam auftrainieren muss. Deshalb ist die Nulldiät wirklich nicht anzuraten und bei Medizinern auch zu Recht sehr verpönt.

Sie sehen also, dass man innerhalb kurzer Zeit viel an Masse verlieren kann. Vor allem der Wasserverlust über diverse Effekte und auch der leere Darm können da schon einiges ausmachen. Natürlich haben alle diese Effekte mit einer wirklichen Gewichtsabnahme nicht sehr viel zu tun. Außerdem treten sie ja auch nur zu Beginn auf. Trotzdem lassen sich viele Menschen durch diese kosmetische Gewichtsabnahme am Anfang einer Diät immer wieder überlisten.

Ganz plakativ kann man es so auf den Punkt bringen: Man muss zwischen Abnehmen und Abspecken unterscheiden! Abnehmen heißt, die Waage zeigt weniger. Die Waage sagt ihnen aber nicht, wie das zustande gekommen ist. Sie können in der Sauna 1 kg in einer Stunde »abnehmen«. Aber das ist nicht die Art von Abnehmen, die Sie eigentlich wollen. Abnehmwillige wollen Abspecken, sie wollen also ihre Fettpolster verlieren. Sich diesen Unterschied zwischen Abnehmen und Abspecken bewusst zu machen, ist extrem wichtig, bevor man mit der Quantifizierung der Effekte beginnt.

Wie ist das also jetzt mit den berühmten 5 kg, die man angeblich in einer Woche abnehmen kann? Damit prahlt ja so mancher Promi, und Zeitschriften setzen solche Headlines besonders im Frühjahr gern aufs Cover. Manchmal kann man sogar von 2 kg in nur 24 Stunden lesen. Fantastisch! Das wollen natürlich alle! Kann das aber stimmen? Kann man tatsächlich 5 kg in einer Woche »abspecken«, wie das ständig suggeriert wird? Oder ist das ein riesiger

Etikettenschwindel, und es handelt sich dabei doch eher um ein »Abnehmen«? Werden hier bewusst und vorsätzlich Äpfel und Birnen verglichen?

16. KANN MAN 5 KG FETT IN EINER WOCHE VERLIEREN?

Um diese Frage zu beantworten, können wir mithilfe des Energieerhaltungssatzes eine einfache und trotzdem sehr aussagekräftige Schätzung durchführen. Wir vernachlässigen dabei alle Nebeneffekte und berechnen den maximal möglichen Fettverlust in einer Woche. Erstens nehmen wir dazu an, dass die betreffende Person völlig auf Nahrung verzichtet, also eine Nulldiät macht! Dass das für den Körper schlecht ist, lassen wir einmal außer Acht, denn es geht uns jetzt nicht um den gesundheitlichen Aspekt. Bei einer Nulldiät fließt gar keine Energie mehr in den Körper hinein, der Input sinkt somit auf null ab (Abb. 29). Zweitens nehmen wir an, dass ausschließlich die Fettdepots abgebaut werden, was nicht der Fall ist, weil der Körper bei einer Nulldiät auch die Kohlenhydratspeicher leert und Muskelmasse verbrennt. Und drittens nehmen wir an, dass der Grundumsatz nicht absinkt, was bei einer Nulldiät jedoch der Fall ist. In Summe also lauter großzügige Annahmen, bei denen wir alle Augen zudrücken! Was wir mit unserer Fermi-Rechnung herausbekommen, ist also ein Wert, der in der Praxis gar nicht

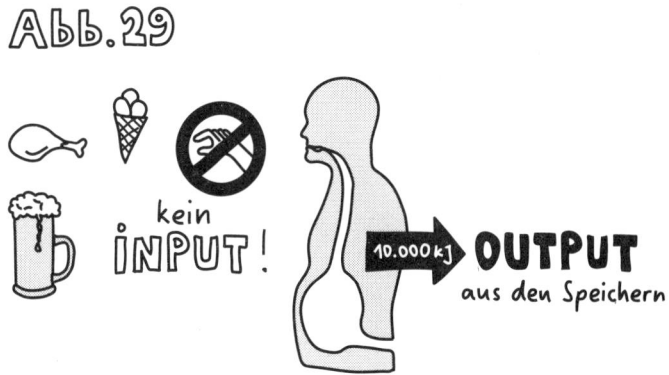

Die Situation bei einer Nulldiät. Es fließt keine Energie mehr in den Körper hinein. Die benötigten 10 000 kJ pro Tag müssen aus den Speichern kommen.

erreicht werden kann und somit die obere Grenze des Möglichen absteckt – oder eigentlich den unteren Rand des nicht Möglichen.

Wenn 1 kg Körperfett einen Brennwert von 30 000 kJ (7143 kcal) hat und der Tagesbedarf bei 10 000 kJ (2381 kcal) liegt, ist die Rechnung ganz einfach: In drei Tagen hat sich der Energie-Output auf 30 000 kJ summiert. Damit der Körper über die Runden kommt, ist der Abbau von 1 kg Körperfett notwendig. Man kommt daher auf einen maximal möglichen Fettabbau von $1/3$ kg pro Tag und somit etwas mehr als 2 kg in einer Woche! Natürlich variiert der Tagesbedarf von Person zu Person. Wenn er höher liegt als angenommen, nimmt man theoretisch etwas mehr ab. Aber eines macht die Abschätzung klar: 5 kg Fett in einer Woche abzunehmen ist unmöglich – und 2 kg Fett in 24 Stunden dann sowieso!

MASSNAHME	EINSPARUNG PRO TAG	FETTABNAHME PRO TAG	TAGE, UM 1 KG FETT ABZUNEHMEN
Nulldiät	10 000 kJ (2381 kcal)	1/3 kg (333 g)	3
−50 % FdH (»Friss die Hälfte«)	5000 kJ (1190 kcal)	1/6 kg (167 g)	6
−30 % FzD (»Friss zwei Drittel«)	3000 kJ (714 kJ)	1/10 kg (100 g)	10
−10 %	1000 kJ (238 kcal)	1/30 kg (33 g)	30
−1 %	100 kJ (24 kcal)	1/300 kg (3,3 g)	300

Tabelle 4: Durch welche Maßnahmen man theoretisch wie viel Fett pro Tag abnehmen kann. Die Werte sind auf einen Tagesbedarf von 10 000 kJ bezogen.

Sehen wir uns noch andere Maßnahmen an. Bekannt ist die FdH-Methode (»Friss die Hälfte«). Dabei hat man natürlich im Vergleich mit der Nulldiät auch die Hälfte des Effekts, also rund 1 kg in einer Woche.

Man kann die Rechnung auch umdrehen und fragen, wie viel man einsparen muss, damit man jeden Tag 100 g Fett abbaut. Dazu müsste man den Input um 30 Prozent reduzieren, das wäre dann gewissermaßen FzD (»Friss zwei Drittel«)! Generell kann man sagen, dass man pro 10 Prozent weniger Input etwa 30 g am Tag verliert. Das würde sich in einem Monat immerhin auf rund 1 kg summieren – auch Kleinvieh macht Mist! Die besprochenen Varianten sind in Tabelle 4 zusammengefasst. Je geringer die Reduktion, desto realistischer sind die Werte, weil der Körper zu weniger radikalen Gegenmaßnahmen greift, wie etwa der drastischen Senkung des Grundumsatzes.

Ich gebe zu, dass die Tabelle die Frustrationstoleranz auf eine harte Probe stellt. Mir geht es da auch nicht anders. Aber die bissfesten Fakten liegen auf dem Tisch. Ich persönlich bin immer ein Fan davon, die Dinge positiv zu sehen, und das geht auch in diesem Fall. Wann immer Sie in einer Zeitschrift lesen, dass irgendein Prominenter 5 kg in einer Woche abgenommen hat, oder ein Bekannter oder Verwandter erzählt Ihnen etwas Ähnliches, können Sie sich entspannt zurücklehnen und denken: Ha, aber der Großteil davon waren Wasser, Muskeln und Darminhalt, jedoch kein Fett!

Wir leben in einer Zeit des *fast life*: Coffee to go statt gemütlich im Kaffeehaus zu sitzen und Zeitung zu lesen. McDonald's drive in statt zu Fuß ins Wirtshaus am Eck zu spazieren, die Pizza per Telefon bestellen und liefern lassen, die Bücher bei Amazon – alles muss sofort da sein, alles muss schnell gehen, ruckzuck! Es herrscht Sofortness! Abnehmen ist aber immer ein Langzeitprojekt und somit die Antithese zu unserem heutigen Lebensstil. Wenn Sie sich dazu entschließen, dann stemmen Sie sich gegen den Zeitgeist. Das ist doch was, oder nicht? Die Devise lautet: Mach das! Und zwar mäßig, aber regelmäßig! Weil nur dann die Chance besteht, dass Sie die Sache auch durchhalten. Wenn Sie den Input dauerhaft um 5 Prozent gegenüber dem Output senken, können Sie auf diese Weise in einem Jahr 6 kg Fett abnehmen, und noch dazu, ohne Ihrem Körper zu schaden.

17. DIE TÜCKEN DER EVOLUTION

Ich habe im vorigen Kapitel schon anklingen lassen, dass der Körper in der Lage ist, seine Fettreserven zu schützen. Das schafft er durch Absenkung seines Grundumsatzes. Darunter versteht man jene Energie, die der Körper pro Tag für die normale Funktion seiner Organe benötigt. Das Absenken des Grundumsatzes frisst natürlich einen Teil der Input-Reduktion wieder auf – das ist der aktive Verteidigungsmechanismus unseres Körpers. Je mehr man die Nahrungsaufnahme einschränkt, desto stärker wird dieser Effekt. Deshalb sind die Werte in Tabelle 4 als Maximalwerte zu sehen, weil sie diesen Effekt nicht berücksichtigen.

In einer Zeit, als die Menschen Jäger und Sammler waren, war die Verteidigung der Fettpolster überlebensnotwendig, denn unsere Vorfahren mussten oft lange Zeit ohne Nahrung auskommen. Dieses evolutionäre Relikt ist aber heutzutage beim Abnehmen äußerst hinderlich. Dummerweise hat es sich noch nicht bis zu unseren Genen herumgesprochen, dass wir als Wohlstandsmenschen diesen Effekt nicht mehr brauchen. Die Gene wissen nicht, dass wir einen Kühlschrank zu Hause haben und es an jeder Ecke etwas zu essen gibt. Und weil die Mühlen der Evolution langsam mahlen, wird das auch noch lange so bleiben. Auf der andere Seite muss man konstatieren: Ohne diesen effektiven biologischen Schutz hätten unsere Vorfahren wahrscheinlich gar nicht überlebt! Die Natur hat das also großartig eingerichtet! Und dafür, dass die Menschheit überhaupt existiert, muss man wohl oder übel das Opfer bringen, schwerer abnehmen zu können. Es läuft also letztlich auf die Wahl zwischen Nichtexistenz oder Gewichtsproblemen hinaus.

Leider führt dieser Verteidigungsmechanismus auch zum berüchtigten Jojo-Effekt. Diesen kann man mithilfe der Energiebilanz und ein paar Pfeilen sehr plakativ darstellen. Nehmen wir an, Sie befinden sich vor der Diät in einer Energiebalance (Abb. 30a). Nun beginnen Sie mit Ihrer Diät. Sie reduzieren die Nahrungszufuhr deutlich und kommen in eine negative Energiebilanz (Abb. 30b).

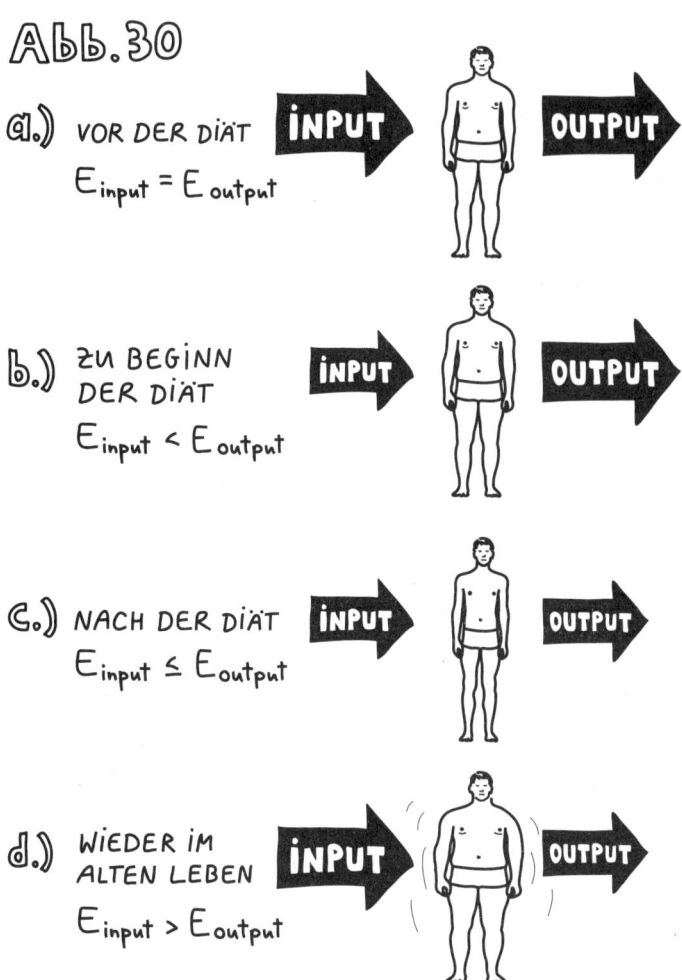

Abb.30

a.) VOR DER DIÄT

$E_{input} = E_{output}$

b.) ZU BEGINN DER DIÄT

$E_{input} < E_{output}$

c.) NACH DER DIÄT

$E_{input} \leq E_{output}$

d.) WIEDER IM ALTEN LEBEN

$E_{input} > E_{output}$

Jojo-Effekt: a) Vor der Diät ist die Energiebilanz ausgeglichen. b) Mit Beginn der Diät wird der Input gesenkt. c) Nach einiger Zeit ist aber auch der Output gesunken. d) Wenn man nun in sein altes Ernährungsmuster zurückkehrt, ist der Input zumindest eine Zeitlang höher als der Output. Das führt wieder zur Massenzunahme.

In dieser Phase schlägt das evolutionäre Erbe zu: Der Grundumsatz sinkt nach und nach ab, die eingesparten Kilojoule sind weniger als erwartet. Außerdem wird man durch die Diät zumeist schlapper und macht weniger Bewegung, wodurch zusätzlich auch der Leistungsumsatz sinken kann. Beide Effekte zehren die Einsparungen teilweise auf. Am Ende der Diät sind Sie eventuell immer noch in einer negativen Energiebilanz (Abb. 30c), aber der Effekt ist leider viel geringer als zu Beginn.

Und jetzt kommt der dramatische Teil (Abb. 30 d). Sie haben abgenommen, sind mit dem Gewichtsverlust zufrieden und beschließen, in Ihr altes Leben und somit auch zu Ihrem typischen Ernährungsmuster vor der Diät zurückzukehren. Im Gegensatz zum Beginn (Abb. 30 a) ist aber der Energie-Output deutlich geringer, und Sie flutschen sofort in eine positive Energiebilanz. Der Grundumsatz steigt erst langsam wieder an – auch das ist ein evolutionäres Relikt, weil es das Aufbauen von Fettpolstern begünstigt. Wenn Sie dann letztlich wieder in einer Energiebalance anlangen, haben Sie auf jeden Fall wieder zugenommen, und wenn Sie Pech haben, haben Sie sogar mehr Gewicht als vorher.

Wenn ich schon dabei bin, schlechte Laune zu verbreiten, möchte ich Sie noch einmal daran erinnern, dass Sie bei starker Einschränkung des Energie-Inputs auch Muskelmasse abbauen, die sich nicht wieder von selbst aufbaut. Wenn Sie wieder bei Ihrem Ausgangsgewicht angelangt sind, haben Sie also Muskeln gegen Fett getauscht. So schamlos kann eine Waage lügen! Und der Verlust von Muskelmasse ist zusätzlich bitter, weil diese sehr stoffwechselaktiv ist und uns hilft, den Grundumsatz höher zu halten.

Die gute Nachricht ist, dass es Menschen gibt, die tatsächlich dauerhaft abnehmen. Auch ich habe einige davon in meinem Bekanntenkreis. Also *muss* es doch irgendwie gehen! Der Trick dabei ist der, dass man gleichzeitig mit dem Beginn der Diät auch seine Aktivität erhöht, also mehr Bewegung macht. Dadurch kann man das Absinken des Grundumsatzes zumindest teilweise verhindern, und es fällt leichter, die Energiebilanz negativ zu halten.

Der kritische Punkt tritt am Ende der Diät auf. Damit man nicht wieder wie vorher in eine positive Energiebilanz gerät, muss man nämlich die Aktivität beibehalten, und zwar dauerhaft. Das Erbsenzählen (also den Tagesbedarf durch Tabellen ermitteln) hilft Ihnen dabei nicht wirklich, weil es zu ungenau ist und bereits kleine Abweichungen von wenigen Prozent einen deutlichen Langzeiteffekt haben. Das Gefühl spielt daher meiner Meinung nach eine größere Rolle. Sie werden sich denken, jetzt kommt Ihnen ein Physiker mit Gefühlen. Sie *müssen* aber die Energiebalance ins Gefühl bekommen, sonst addieren Sie ein Leben lang Nährwerte. Natürlich hilft es, Ihr Gewicht und somit den Effekt zu kontrollieren, aber das mit der Gewichtskontrolle ist eben so eine Sache ...

18. SCHENKEN SIE IHRE WAAGE IHREM TODFEIND!

Abnehmwillige sind die meistgewogenen Menschen auf diesem Planeten, weil sie sich zigmal am Tag auf die Waage stellen. Das Problem dabei ist aber, dass uns die Waage nur eine einzige Zahl angibt. Sie zeigt uns jedoch nicht, wie dieser Wert zustande kommt, also aus welchen Komponenten Ihr Körper momentan besteht. Sie können mit einer normalen Waage nicht messen, wie viel Fett Sie bereits verloren haben. Selbst wenn man erfolgreich Fett abnimmt, ist dieser langsame Massenverlust von schnellen und wesentlich stärkeren Massenschwankungen überlagert, die dann im besten Fall zu Verwunderung und im schlechtesten Fall zu Frustration führen. Nehmen wir an, Sie schaffen es, in 30 Tagen 3 kg Fett abzunehmen. Das ist extrem zügig und bedeutet eine Reduktion des Energie-In-

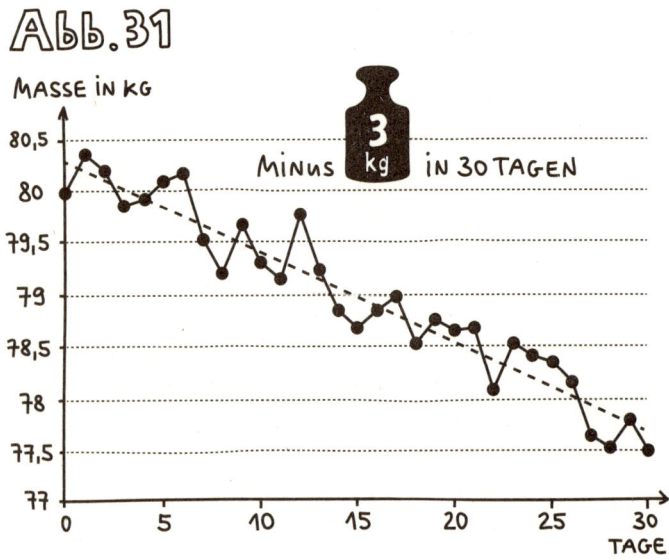

Fiktives Beispiel einer Person, die in 30 Tagen 3 kg Fett abnimmt, also jeden Tag 100 g (strichlierte Linie). Die täglichen Gewichtsschwankungen durch Nebeneffekte können von diesem Trend deutlich abweichen.

puts um 30 Prozent. Trotzdem nehmen Sie pro Tag nur 100 g ab. So genau ist keine Badezimmerwaage, und wenn doch, überlagern alle anderen Schwankungen im Wasserspeicher oder bei der Darmfüllung diesen Effekt bei weitem (Abb. 31).

Ernährungsexperten raten daher oft, man soll die Waage überhaupt wegschmeißen. Der österreichische Psychologe und Kabarettist Bernhard Ludwig geht sogar noch weiter und empfiehlt: »Schenken Sie Ihre Waage Ihrem Todfeind!« Zum Thema Abnehmen und Wiegen meint er weiters: »Vor dem Essen, nach dem Essen, vor der Sauna, nach der Sauna, vorm Geschlechtsverkehr, nach dem Geschlechtsverkehr haut man sich auf die Waage und schaut, ob es was gebracht hat. Zwei Kaffeelöfferl Körperflüssigkeit! Aber man probiert es [...]. Zur Diagnose Übergewicht braucht man doch keine Waage. Die Blickdiagnostik ist gut genug. Man sieht, ob wer dick ist oder nicht. Zumindest bei den anderen. Zur Selbstdiagnose stellen Sie sich einmal unverbindlich vor einen großen Spiegel hin. Wenn das nicht ausreicht, ziehen Sie sich nackert aus. Wenn das nicht ausreicht, bewegen Sie sich ein bisserl.«[12]

Diese Blickdiagnose eignet sich aus eigener Erfahrung hervorragend, um längerfristige Effekte zu erkennen. Und nur auf diese kommt es an. Im Spiegel sieht man immer noch gleich aus, auch wenn man durch irgendwelche faulen Tricks ein paar Kilogramm von irgendetwas verloren hat. Für kleinere Änderungen, die sich der Blickdiagnose eventuell noch entziehen, verwende ich persönlich immer die Gürtel-Loch-Methode. Ich habe da eine Standardeinstellung, und wenn ich ein Loch dauerhaft enger stellen kann, ohne dass mir die Luft wegbleibt, dann habe ich abgenommen. Umgekehrt geht es natürlich leider auch. Diese Messmethode und auch das Gefühl, wie fest die Beine in der Hose stecken, zeigen bei mir wesentlich kleinere Veränderungen an als meine Waage.

Wenn Sie sich aber unbedingt wiegen wollen, dann müssen Sie das naturwissenschaftlich angehen und immer unter standardisierten Bedingungen messen, also zum Beispiel in der Früh vor dem Frühstück und nach dem Gang auf die Toilette. Notieren Sie jeden

Tag die Kilogramm und werten Sie diese aus (so wie in Abb. 31). Dann sehen Sie nach einer gewissen Zeit, ob sich ein Trend ergibt, oder ob Sie etwas falsch machen. Wenn Ihnen das zu mühsam ist, wiegen Sie sich nur alle ein oder zwei Wochen oder sogar noch seltener. Auch dann ist bei vielen Werten der Trend gut zu erkennen – wenn es einen gibt.

Seit längerem sind auch Körperfettwaagen im Handel erhältlich. Dabei nutzt man aus, dass Fett im Vergleich zum restlichen Gewebe den Strom schlechter leitet. Die Elektroden auf der Waage, auf die man sich barfuß stellen muss, leiten einen schwachen Wechselstrom durch die Beine und messen den Widerstand bei mehreren Frequenzen. Die Waagen müssten deshalb eigentlich Beinfettwaagen heißen, weil der Strom nur durch die Beine und das Becken fließt und das restliche Fett, zum Beispiel auch das besonders schädliche im Bauchraum, dadurch natürlich nicht gemessen werden kann. Außerdem ist die Messgenauigkeit relativ gering und die Ergebnisse variieren bei verschiedenen Waagen. Nasse Füße, Wasserverlust untertags und – wieder einmal – eine gefüllte Blase können die Ergebnisse stark verfälschen. Man hat somit eine Waage, bei der nicht nur die Masse, sondern auch der Körperfettgehalt zweifelhaft angezeigt werden. Daher kann ich nur frei nach Bernhard Ludwig raten: Schenken Sie auch diese Waage Ihrem Todfeind!

19. DAS ZÜNGLEIN AN DER WAAGE

Es gibt sicher haufenweise Gründe, warum viele Menschen nicht abnehmen, obwohl es ihnen an gutem Willen nicht mangelt. Ein Grund dafür kann sein, dass sie schlicht und einfach auf den nicht unbeträchtlichen Brennwert von Getränken vergessen. Wenn man es darauf anlegt, könnte man den gesamten Tagesbedarf in flüssiger Form zu sich nehmen. Diese Methode gibt es schon lange. Man sagt ja zum Beispiel den Mönchen nach, dass sie früher in der Fastenzeit die stark eingeschränkte Aufnahme fester Nahrung durch entsprechend gehaltvolle Getränke kompensiert haben sollen, frei nach dem Motto: Flüssiges bricht Fasten nicht! Mit 4 Liter Starkbier ist man tagesumsatzmäßig dabei! Aber sehen wir uns ein bisschen weniger extreme Beispiele an.

Die empfohlene tägliche Flüssigkeitsaufnahme liegt bei 1,5 l. Was wäre, wenn Sie diese Menge ausschließlich durch Limonaden, Fruchtsäfte oder Bier deckten? Welchem Prozentsatz des täglichen Energiebedarfs würde das dann bereits entsprechen? Die Ergebnisse sind in Tabelle 5 zusammengefasst. Wenn Sie zum Beispiel jeden Tag 1,5 l Apfelsaft trinken, hätten Sie damit bereits 30 Prozent Ihres Tagesbedarfs gedeckt und müssten demensprechend bei der festen Nahrung reduzieren! Etwas überraschend ist vielleicht auch, dass größenordnungsmäßig alle aufgelisteten Getränke denselben Brennwert besitzen, nämlich 800 bis 1000 kJ für die übliche Trinkmenge von 0,5 l – das Starkbier ausgenommen. Egal, was man also trinkt, in allen Fällen wird der Effekt bei der gleichen Menge etwa gleich groß sein. Limonaden, aber auch Fruchtsäfte, sind natürlich wegen des hohen Zuckergehalts in großen Mengen sehr ungesund, deshalb sollte man sie nur sporadisch genießen. Wenn man sich die Zahlen so ansieht, kann man nur folgern, dass man alle Formen von kalorischen Säften nicht als Getränke, sondern als Genussmittel betrachten und in geringen Mengen konsumieren soll, oder dass man sie zumindest mit Wasser verdünnt.

GETRÄNK	BRENNWERT PRO 0,5 L	ANTEIL AM TAGESBEDARF	BRENNWERT VON 1,5 L	ANTEIL AM TAGESBEDARF
Starkbier	1250 kJ (298 kcal)	12,5%	3750 kJ (893 kcal)	37,5%
Apfelsaft	1000 kJ (238 kcal)	10,0%	3000 kJ (714 kcal)	30,0%
Coca-Cola	925 kJ (220 kcal)	9,3%	2775 kJ (664 kcal)	27,8%
Orangensaft	920 kJ (219 kcal)	9,2%	2760 kJ (661 kcal)	27,6%
Bier	850 kJ (202 kcal)	8,5%	2550 kJ (607 kcal)	25,5%
Fanta	815 kJ (194 kcal)	8,2%	2445 kJ (582 kcal)	24,5%
Sprite	795 kJ (189 kcal)	8,0%	2385 kJ (568 kcal)	23,9%

Tabelle 5: Der Brennwert von Getränken[13] pro 0,5 l und 1,5 l. In der letzten Spalte sehen Sie den Prozentanteil am Tagesbedarf (10 000 kJ), wenn Sie jeden Tag davon 1,5 l trinken. Bei den Markenprodukten sind die Angaben relativ eindeutig, bei den Produkten wie Fruchtsäften oder Bier variieren die Inhaltsstoffe und sind als Richtwerte zu sehen.

Die OECD (Organisation for Economic Co-operation and Development) führt nicht nur die heiß diskutierte PISA-Studie durch, sondern erhebt auch jährlich unglaubliche Datenmengen zu allen möglichen Themen. Unter anderem gibt es Statistiken, die den durchschnittlichen Alkoholkonsum pro Jahr angeben (Abb. 32). Damit man die unterschiedlichen alkoholischen Getränke vergleichen kann, die in den Ländern mir Vorliebe konsumiert werden, ist in dieser Grafik auf reinen, also hundertprozentigen, Alkohol umgerechnet! Der Vergleich der Länder allein ist schon sehr spannend! Der OECD-Schnitt liegt bei 9,5 l, also quasi einem Eimer voll Alkohol! Hundertprozentigem! Es ist schon sehr entlarvend, wenn man das ganze Jahr mit einem Blick erfassen kann. In dieser Grafik fällt auf, dass Österreich nicht nur an der Spitze, sondern auch weit vor Deutschland liegt. Übrigens ist das eine der wenigen Statistiken, in denen Österreich vor Deutschland liegt. Quasi ein alkoholtechnisches Cordoba[14], auf das die Österreicher aber nicht besonders stolz sein sollten. Ich will hier aber gar nicht mit erhobenem Zeigefinger die Bedenklichkeit des hohen Alkoholkonsums bekritteln. Mir geht es hier buchbezogen nur um den reinen Brennwert.

Rechnen wir einmal mit 10 l reinem Alkohol pro Jahr, weil das im Kopf leicht geht. Auf reale alkoholische Getränke umgerechnet bedeutet das, dass die Menschen im Jahr 25 l Schnaps, 80 l Wein oder 200 l Bier trinken – wahlweise allerdings! Auf den Tag umgerechnet ergibt das rund ein großes Bier, ein knappes Viertel Wein oder drei kleine Schnäpse. So gesehen klingt das jetzt gar nicht so viel, aber es ist interessant, sich das Energieeinsparungspotenzial mal anzusehen.

Nehmen wir die 12,2 l reines Ethanol, das die ÖsterreicherInnen jedes Jahr im Schnitt ihre Kehlen hinunterstürzen. 1 l Ethanol entspricht 790 g. Im Jahr werden daher 9.638 g Ethanol konsumiert und pro Tag 26,4 g, die wiederum einen Brennwert von 766 kJ besitzen. Weil der Tagesbedarf 10 000 kJ beträgt, entsprechen die 766 kJ rund 7,7 % des Tagesbedarfs! Die ÖsterreicherInnen decken also im Schnitt ihren Energiebedarf 7,7 % über Alkohol ab! Wenn man dieselbe Rechnung für Deutschland macht, kommt man auf 6,7 %! Das ist schon ein ziemlicher Hammer, oder? Da gäbe es jede Menge Einsparungspotenzial!

Die Entstehung eines Bierbauchs ist somit ebenfalls leicht zu verstehen. Dass es sich dabei um einen »besonderen« Bauch handelt, ist übrigens nicht richtig. Jede positive Energiebilanz führt ja früher oder später zu einem Bauch, der im Prinzip ja auch ein Cola-Bauch oder ein Backhendlfriedhof sein könnte.

Abb. 32 DURCHSCHNITTLICHER ALKOHOLKONSUM PRO JAHR

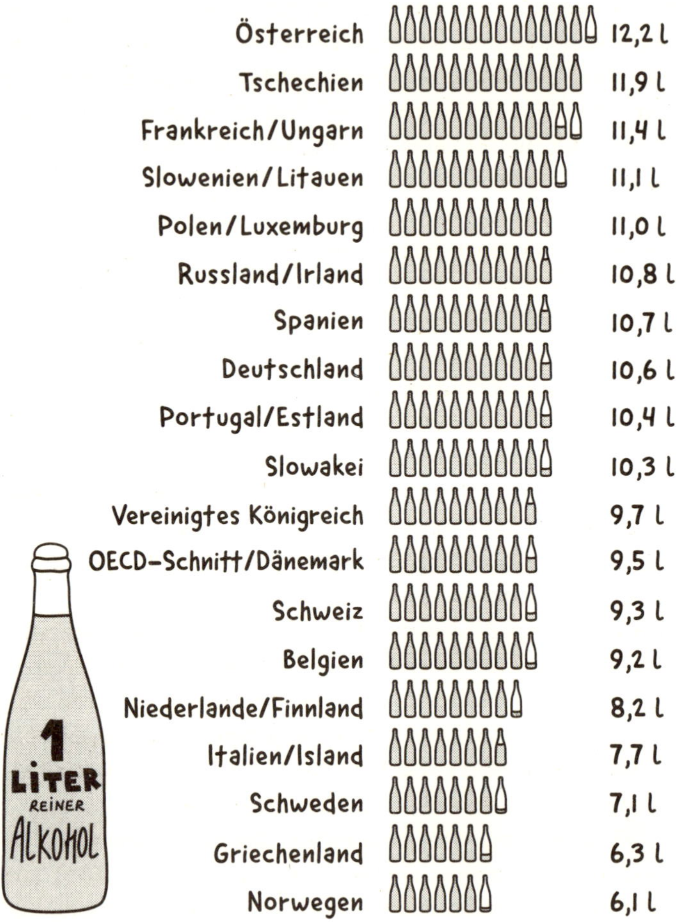

Österreich	🍾🍾🍾🍾🍾🍾🍾🍾🍾🍾🍾🍾	12,2 l
Tschechien	🍾🍾🍾🍾🍾🍾🍾🍾🍾🍾🍾	11,9 l
Frankreich/Ungarn	🍾🍾🍾🍾🍾🍾🍾🍾🍾🍾🍾	11,4 l
Slowenien/Litauen	🍾🍾🍾🍾🍾🍾🍾🍾🍾🍾🍾	11,1 l
Polen/Luxemburg	🍾🍾🍾🍾🍾🍾🍾🍾🍾🍾🍾	11,0 l
Russland/Irland	🍾🍾🍾🍾🍾🍾🍾🍾🍾🍾	10,8 l
Spanien	🍾🍾🍾🍾🍾🍾🍾🍾🍾🍾	10,7 l
Deutschland	🍾🍾🍾🍾🍾🍾🍾🍾🍾🍾	10,6 l
Portugal/Estland	🍾🍾🍾🍾🍾🍾🍾🍾🍾🍾	10,4 l
Slowakei	🍾🍾🍾🍾🍾🍾🍾🍾🍾🍾	10,3 l
Vereinigtes Königreich	🍾🍾🍾🍾🍾🍾🍾🍾🍾	9,7 l
OECD-Schnitt/Dänemark	🍾🍾🍾🍾🍾🍾🍾🍾🍾	9,5 l
Schweiz	🍾🍾🍾🍾🍾🍾🍾🍾🍾	9,3 l
Belgien	🍾🍾🍾🍾🍾🍾🍾🍾🍾	9,2 l
Niederlande/Finnland	🍾🍾🍾🍾🍾🍾🍾🍾	8,2 l
Italien/Island	🍾🍾🍾🍾🍾🍾🍾	7,7 l
Schweden	🍾🍾🍾🍾🍾🍾🍾	7,1 l
Griechenland	🍾🍾🍾🍾🍾🍾	6,3 l
Norwegen	🍾🍾🍾🍾🍾🍾	6,1 l

1 LITER REINER ALKOHOL

Der durchschnittliche Konsum von reinem Ethanol von Personen über 15 Jahren in ausgewählten Ländern im Jahr 2019.[15]

20. HUNGER!

Was Hunger ist, weiß jeder: eine meist unangenehme körperliche Empfindung, die uns im schlimmsten Fall dazu veranlasst, uns quer durch den Kühlschrank zu essen. Die biologische Funktion liegt auf der Hand. Hunger ist dafür verantwortlich, die Energiebilanz zu regeln. Das klingt ziemlich trivial. Tatsächlich ist es aber ein extrem komplexer Prozess, an dem unzählbare Faktoren beteiligt sind, von denen nach wie vor nicht alle erforscht sind – vermutlich sind nicht einmal alle bekannt. Das trifft vor allem auf die beteiligten Hormone zu.

In der Physik habe ich folgende, letztlich sehr einleuchtende Erfahrung gemacht: Wenn Sie zu einem bestimmten Thema in verschiedenen Standardwerken inhaltlich dasselbe lesen können, sind sich die WissenschaftlerInnen – logisch – in diesem Punkt einig. Das heißt nicht zwangsläufig, dass sie auch richtig liegen, weil man ja immer wieder auf Neues stößt – ein Mechanismus, der die Wissenschaft insgesamt lebendig hält. Aber die Einigkeit ist immer ein Indiz dafür, dass die Wissenschaftsgemeinde zumindest *glaubt*, eine Sache gut verstanden zu haben. Wenn Sie zu einem bestimmten Thema in verschiedenen Standardwerken verschiedene Varianten lesen können, dann ist diese Uneinigkeit wiederum ein Nachweis dafür, dass die WissenschaftlerInnen die Sache noch nicht oder noch nicht gut genug verstanden haben. Das ist zum Beispiel bei abgefahrenen Theorien und Hypothesen der Fall, etwa in der Teilchenphysik, der Kosmologie oder der Astrophysik.

Beim Erforschen einer neuen Sache gibt es also zunächst Uneinigkeit, dann entsteht ein immer klareres Bild, bis schließlich eine experimentell gut abgesicherte Theorie vorliegt. Wie ist das nun mit dem Thema Hunger? Beim Hunger und wie dieser geregelt wird, befindet man sich noch eindeutig in der Phase der Uneinigkeit. Wenn Sie zu diesem Thema verschiedene Standardwerke konsultieren[16], wird Ihnen sofort auffallen, dass es hier bemerkenswerte Unterschiede in der Darstellung gibt, und Sie werden sich unweigerlich denken: Also was jetzt? Aber zweifeln Sie nicht an sich selbst! Es liegt nicht an Ihnen, sondern daran, dass der Mechanismus von Hunger und Sättigung noch lange nicht komplett verstanden worden ist.

Öfters gelingt es ja, komplizierte biologische Vorgänge recht einfach zu erklären. So kann man zum Beispiel das Zu- und Abnehmen ganz simpel über die Energiebilanz begründen. Wie der Hunger geregelt wird, lässt sich aber, zumindest bisher, leider nicht mit einem einfachen Modell beschreiben. Diese Regelung ist sehr komplex und kann nur über knifflige biochemische Vorgänge erklärt werden – aber bei weitem noch nicht lückenlos. Dafür kann ich Ihnen ein ganz einfaches Hausverstands-Argument liefern: Hätte man die Sache mit dem Hunger wirklich schon *komplett* verstanden, hätte natürlich sofort die Pharmaindustrie reagiert und es gäbe bereits die perfekte Abnehmpille. Die gibt es allerdings nicht, auch wenn man das oft reißerisch in diversen Werbeinschaltungen lesen kann.

Da ich ja vor allem an einer physikalischen Darstellung interessiert bin, kann ich Ihnen bei diesem Thema relativ wenig bieten. Auf der anderen Seite ist es zu wichtig, um es vollständig auszuklammern. Daher mache ich einen Kompromiss und spreche einige wichtige Aspekte an. Die einfachen Modelle zu Hunger und Sättigung klingen zwar schlüssig und sind leicht zu verstehen, hauen aber, wenn man sie mit der Realität vergleicht, nicht wirklich hin. So gibt es etwa die Sollwert-Hypothese, die bereits in den 1950er Jahren entwickelt wurde.[17] Ihr zufolge werden Hunger und Sättigung nach einem ähnlichen Prinzip geregelt wie die Temperatur im Haushalt. Sinkt diese unter einen bestimmten Wert, springt die Heizung an und wärmt, bis es wieder passt. Nach der Sollwert-Hypothese sollte es mit den Energiespeichern ähnlich sein: Sinken diese unter einen bestimmten Wert, entsteht Hunger und es wird gegessen, bis die Speicherfüllung wieder passt.

Die Sollwert-Hypothese klingt verführerisch einfach, sie hat aber einige große Schwächen, so ist sie zum Beispiel nicht mit dem evolutionären Selektionsdruck zu vereinbaren.[18] Jeder unserer Vorfahren, der sich nicht mehr hungrig gefühlt hätte, wenn sein unmittelbares Energiebedürfnis gestillt gewesen wäre, hätte den ersten harten Winter nicht überlebt. Außerdem bezieht die Sollwert-Hypothese die wichtige Rolle der sozialen Einflüsse nicht mit ein, etwa dass andere Menschen um mich herum ständig viel und gut essen. Auch die Vorfreude auf das Essen, die schon durch Sehen und Riechen hervorgerufen wird, hat einen großen Einfluss. Das alles führt dazu, dass die Menschen auch dann oft und ausgiebig essen, wenn die Energiespeicher eigentlich schon groß genug sind (>> i Appetizer-Effekt & Co). Die wohl offensichtlichste Schwachstelle kann man wiederum mit Hausverstand argumentieren: Wenn die Sollwert-Hypothese richtig wäre, dürfte es nicht so viele übergewichtige Menschen geben.

Nach dem gegenwärtigen Wissensstand spielt beim Hunger der Hypothalamus eine große Rolle (das ist ein Abschnitt im Zwischenhirn), aber auch Riechen, Schmecken, Sehen, soziale Einflüsse, der Grad der Darm- und Magenfüllung, der Blutzucker und die Hormone Insulin, Leptin und Grehlin haben ihre Finger im Spiel. Weil die Sache mit dem Hunger so kompliziert ist, sind die Ursachen unklar und diffus. Die WissenschftlerInnen sagen daher, die Gründe seien multikausal. Das ist im Wesentlichen ein Euphemismus dafür, dass man die Sache noch nicht wirklich durchblickt hat. In Summe sehen Sie also, dass das Thema Hunger eine riesige Spielwiese für Modelltheoretiker ist.

Das Gemeine ist, dass man leider keinen Heißhunger auf gesunde Dinge entwickelt. Die Gene wissen offenbar, dass diese einen zu geringen Brennwert haben. Wenn man sich längere Zeit Energie vorenthält, dann giert der Körper nach Nahrung, und dann sind energiereiche Nahrungsmittel mit viel Fett und Zucker die erste Wahl, und leider nicht Karotten oder Salat. Außerdem sind Schokolade & Co leichter und schneller verfügbar als eine Salatplatte.

Damit komme ich am Schluss doch noch zur Physik zurück. Egal, wie kompliziert das mit dem Hunger ist, Zu- und Abnehmen

APPETIZER-EFFEKT & CO

Um zu zeigen, wie sehr Sehen, Riechen, Schmecken und die sozialen Faktoren die Nahrungsaufnahme beeinflussen, möchte ich ein paar nette Beispiele anführen, die Sie sicher auch aus eigener Erfahrung kennen. So kann man durch Vorspeisen-Häppchen den Hunger vergrößern.[19] Das nennt man den Appetizer-Effekt. Der Hunger kommt also mit dem Essen – durch die köstlichen Kleinigkeiten bekommt man einfach Lust auf mehr. Dieser Effekt widerlegt die Sollwert-Hypothese gründlich. Das wäre nämlich vergleichbar damit, als würde die Heizung mehr und stärker heizen, wenn man schon vorher ein wenig geheizt hat.

Weiters konnte man feststellen, dass man in der Gruppe mehr isst als allein.[20] Eigentlich ist das sehr naheliegend und funktioniert ja auch bei der Konsumation von Alkohol und Zigaretten bestens. Übrigens fressen sogar Laborratten in der Gruppe mehr als allein. Auf die Heizung umgelegt würde das wiederum bedeuten, dass diese mehr Wärme liefert, wenn auch gerade in den Nachbarwohnungen geheizt wird.

Schließlich isst man mehr, wenn die Nahrung abwechslungsreich und schmackhaft ist.[21] Und wenn man eigentlich schon randvoll ist, geht immer noch ein köstliches Dessert. Dabei werden alle Mittel eingesetzt, um das tief verwurzelte Sättigungsgefühl zu überlisten. Auch das funktioniert bei Ratten bestens. Die WissenschaftlerInnen nennen ein besonders fettreiches, zuckerhaltiges und schmackhaftes Angebot, das man den Nagern vorsetzt, beinahe liebevoll Cafeteria-Kost.

Die Menschen essen auch dann zu viel, wenn die Nahrung gratis ist. Wer schon jemals bei einem All-inclusive-Buffet war, kann diesen Effekt sicher bestätigen. Dabei spielt natürlich der Cafeteria-Kost-Effekt ebenfalls eine Rolle.

hängen natürlich trotzdem von der Energiebilanz ab. Wenn Sie nun auch noch Diäten ins Spiel bringen, können Sie sagen: Wenn bei einer Person eine Diät besser funktioniert als eine andere – sofern sie überhaupt funktioniert –, dann nicht deshalb, weil hier geheimnisvolle Mechanismen am Werk sind, sondern weil es mit der »guten Diät« besser gelingt, den Hunger im Zaum zu halten. Denn letztlich ist es dieser, der über die Energiebilanz und somit über das Zu- und Abnehmen entscheidet.

21. FREIWILLIGER HUNGERSTREIK

Ich habe zu Beginn des Buches erklärt, dass es keine Hungerkünstler geben kann, weil diese die perfekte biologische Umsetzung des Perpetuum mobile wären. Vielleicht haben die Hungerkünstler diese Schwachstelle erkannt, denn irgendwann in den 1990er Jahren tauchte die Sache mit der Lichtnahrung auf. Die Australierin Ellen Greve, die sich selbst Jasmuheen nennt, behauptet zum Beispiel, dass sie seit 1993 keine Nahrung im herkömmlichen Sinne mehr benötigt, sondern mit Lichtnahrung bestens zurechtkommt. Damit ist nicht gemeint, dass sie sich vom Licht der Sonne ernährt und damit im Prinzip als Pflanze durchgehen würde. Diese Lichtnahrung soll so etwas wie die universelle Lebensenergie sein, was immer man sich darunter auch vorstellen soll. Jasmuheen räumt aber ein, aus gesellschaftlichen Gründen und in sehr geringen Mengen ab und zu eine Kleinigkeit zu verzehren. Außerdem gibt sie zu, Tee mit Milch zu trinken und Honig und Schokolade zu essen.[22] Hm?! Drücken wir ein Auge zu und nehmen an, dass sie das nur sehr sporadisch macht und sich sonst in der Regel, wie sich das für ein medizinisches Wunder gehört, von Lebensenergie ernährt. Kann das funktionieren? Kann Lichtnahrung den Mythos des Hungerkünstlers retten?

Ich möchte diese Gelegenheit nützen und kurz darüber sprechen, wie Wissenschaft funktioniert – und wie nicht. Zunächst hat man in allen Fällen eine Vermutung, also eine Hypothese. Diese lautet in unserem Fall: Es gibt Menschen, die sich ausschließlich von Lebensenergie ernähren. Im zweiten Schritt muss man diese Behauptung durch harte Fakten belegen, also durch saubere und objektive Experimente. Diese müssen standardisiert sein, sodass sie von überall auf der Welt nachvollzogen werden könnten. Erst, wenn alles vielfach auf Herz und Nieren geprüft wurde, kann daraus eine abgesicherte Theorie werden. Und natürlich braucht man auch ein theoretisches Modell, in unserem Fall eines, das erklärt, wie das im Körper im Detail funktionieren soll. Ganz wichtig ist, dass der

Hypothesen-Ersteller immer in der Bringschuld ist! Er ist es, der die Belege auf den Tisch knallen muss.

Und das bringt uns dazu, wie Wissenschaft *nicht* funktioniert. Man kann nicht einfach etwas ohne den geringsten Beleg behaupten, sich dann zurücklehnen und darauf warten, dass die dahingeschwafelte Hypothese von irgendjemand widerlegt wird. Die Wissenschaftsgemeinde kann nicht bei jeder abstrusen Behauptung wie die Feuerwehr ausrücken, um die Sache aufzuklären – da hätte sie in unserer esoterikverseuchten Zeit sehr viel zu tun. Wenn ich mir also Gedanken über die Lichtnahrung mache, ist das eigentlich wissenschaftstheoretischer Luxus.

Ich will diesem Luxus trotzdem kurz frönen und fange einmal mit der Lebensenergie selbst an. Damit diese am Energie-Input beteiligt sein kann, muss sie eine »physikalische« Energieform sein, deren Menge man in Joule messen kann. Das ist aber nicht der Fall und wird im Übrigen von den Lichtessern auch gar nicht behauptet. Es würde ja auch niemand auf die Idee kommen, die *good vibrations*, die auf einem Konzert herrschen, in Joule messen zu wollen. Natürlich ist das Fehlen einer physikalisch messbaren Energie eine doch eher gröbere Schwachstelle der Lichtesser-Hypothese, denn wie soll das dann trotzdem zu einem Joule-Fluss in den Körper führen? Genau dieser wäre aber notwendig, um im Rahmen des Energieerhaltungssatzes die Lichtnahrung erklären zu können. Damit ist die Situation jetzt aber wieder genau so wie vor der Einführung der Lichtnahrung: Es fallen Joule vom Himmel, und das geht eben nicht!

Natürlich ist es immer möglich, dass es Effekte gibt, die wir noch nicht verstehen. Sehen wir daher einmal vom Fehlen einer theoretischen Erklärung ab und werfen einen Blick auf die praktische Seite. Welche Belege gibt es, dass Menschen tatsächlich komplett ohne Nahrung auskommen können, so lange sie wollen? Jasmuheen ist es nie gelungen, ihre Behauptung zu belegen. So musste sie zum Beispiel 1999 einen Selbstversuch unter kontrollierten Bedingungen aufgrund des fortschreitenden Wassermangels und des deutlichen Gewichtsverlusts abbrechen – und zwar bereits nach vier Tagen![23] Von einer Lichtesserin hätte ich mir da schon eine etwas bessere Performance erwartet.

Sehen wir uns noch ein anderes Beispiel an, bei dem sogar eine Abschätzung möglich ist, weil gute Zahlen vorliegen. Der bekannteste Lichtesser aus dem deutschen Raum ist Michael Werner. Auch er gibt zu, dass er hin und wieder isst und etwa von der Pizza seiner Kinder abbeißt. Natürlich nur aus Appetit und nicht aus Hunger, wie er sagt![24] Naschen dürfte scheinbar generell eine schlechte Angewohnheit der Lichtesser sein. Auf jeden Fall wurde Herr Werner vom Institut für Komplementärmedizin der Universität Bern unter kontrollierten Bedingungen zehn Tage lang begleitet und untersucht. Im Gegensatz zu Ellen Greve nahm er in dieser Zeit Flüssigkeit zu sich, aber nur solche, die keine Joule enthielt. Er verlor in Summe 2,6 kg, durchschnittlich also 0,26 kg pro Tag, und die körperliche Leistungsfähigkeit nahm während des Selbstversuchs ab.[25]

Für uns ist natürlich genau diese Zahl von großem Interesse. Die Blutwerte belegten, dass Michael Werner schon vor dem Aufenthalt gefastet, also gewissermaßen bereits mit Lichtnahrung vorgeglüht hatte. In diesem Fall ist auch kaum mehr Muskelabbau zu erwarten. Die pro Tag abgebauten 0,26 kg Körperfett haben einen Brennwert von etwa 7800 kJ (1857 kcal). Mit dieser Energiemenge pro Tag kommt man dann sehr gut über die Runden, wenn der Grundumsatz bereits etwas heruntergefahren ist und man viel herumliegt. Wir haben ja in Kapitel 16 den maximal möglichen Wert bei einer Nulldiät abgeschätzt. Die Gewichtsabnahme von Michael Werner bei seinem Selbsttest war so groß, wie man sie unter diesen besonderen, aber unmystischen Umständen auch erwartet hätte. Er machte einfach eine Nulldiät und nahm dabei etwas ab. Als experimenteller Beleg gilt das also nicht.

Generell muss man sagen, dass die Energiemenge in den Fettspeichern eines Menschen größer sind, als man vielleicht erwarten würde. Nehmen wir ein konkretes Beispiel: Im Alter von 45 Jahren sind bei Männern Körperfettanteile von 24 Prozent typisch, bei

	FRAU, 60 KG	MANN, 80 KG
Fettspeicher	18 kg (30 %)	19,2 kg (24 %)
davon verwendbar	10,2 kg (17 %)	15,2 kg (19 %)
Brennwert	306 000 kJ (72 900 kcal)	456 000 kJ (108 600 kcal)
reicht für wie viele Tage?	41	61

Tabelle 6: Zwei Beispiele zu den Größen der Fettspeicher im Körper, wie viel davon genutzt werden kann und welche – grob geschätzte – mögliche Länge der Fastenzeit daraus folgt.

Frauen sind es etwa 30 Prozent. Davon kann jedoch nicht die gesamte Fettmenge genutzt werden. Als lebensnotwendig gilt für Männer ein Fettanteil zwischen 4 und 5 Prozent, für Frauen zwischen 10 und 13 Prozent. Wenn ich jeweils den höheren Wert nehme, um auf der sicheren Seite zu sein, komme ich auf die Ergebnisse in Tabelle 6. Wenn man dabei annimmt, dass man in einer Fastenperiode mit etwa 0,25 kg Fett pro Tag auskommt, ergibt das eine mögliche Fastenzeit von 40 bis 60 Tagen, die man mit diesen Speichern aushalten könnte. Natürlich ist das höllisch ungesund und auch durchaus gefährlich, aber das ist wieder eine andere Geschichte. Der schwerste Mann aller Zeiten war mit geschätzten 635 kg der Amerikaner Jon Brower Minnoch (1941–1983).[26] Sein geschätzter Fettspeicher betrug 560 kg und war somit etwa 30-mal so groß wie der eines durchschnittlichen Mannes. Schwer vorzustellen, wie lange er bei einer Nulldiät durchgehalten hätte – zumindest rein theoretisch.

Unter dem Strich bleibt also, dass sämtliche Belege dafür, dass sich jemand nur von Lebensenergie ernähren kann, noch ausstehen. Weder gibt es ein theoretisches Konzept noch bissfeste Belege. Überzeugen würde mich persönlich zum Beispiel, wenn ein fastender Lichtesser unter kontrollierten Bedingungen über, sagen wir mal, einen Monat in einem Krankenhaus sogar zunimmt. Das müsste doch durch intensive Lichtnahrung möglich sein! Es gäbe aber auch eine wasserdichte Schnellmethode. Wenn man keine Nahrung braucht, braucht man auch keinen Sauerstoff zur Verbrennung. Man müsste also Lichtatmer nur in eine Vakuumkammer sperren. Und wenn sie nach sagen wir 10 Minuten immer noch lächeln, dann wäre ich geneigt, der Sache eventuell Glauben zu schenken. Aber wie schon mehrfach erwähnt: Alle Belege diesbezüglich stehen immer noch aus! Letztendlich kann man also nur folgern, was ich schon zu Beginn des Buches festgestellt habe: Alle Hungerkünstler schummeln!

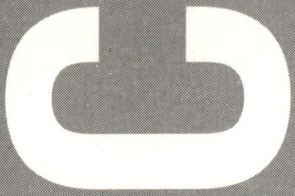

TEIL C

» **DER ENERGIE-OUTPUT**

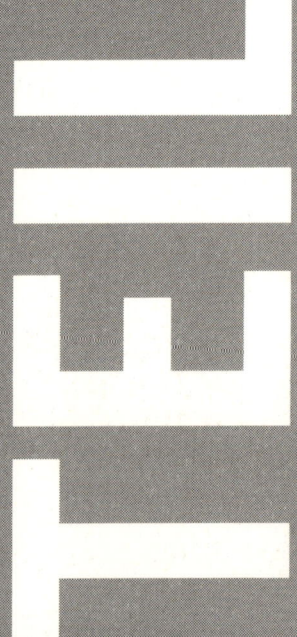

WER RASTET,
DER ROSTET!

ALTE WEISHEIT

22. HONIGSÜSSER DURCHFLUSS

Es gibt nur zwei Möglichkeiten, wie die chemische Energie, die einmal in unseren Körper gelangt ist, diesen wieder verlässt. Entweder sie wird über diverse Zwischenstufen letztlich in thermische Energie umgewandelt und verlässt als Wärme unseren Körper – das ist sozusagen der normale Weg der Energie –, oder sie verlässt den Körper gemeinsam mit den Nährstoffen, an die sie gebunden ist. Letzteres nenne ich Output-Verlust, weil uns ja in diesem Fall Energie durch die Lappen geht, mit der der Körper noch etwas anfangen hätte können. Output-Verluste gibt es über Schweiß und Urin.

Schweiß besteht aus einigen hundert Einzelkomponenten[27], die unter anderem darüber entscheiden, ob wir jemanden riechen können oder nicht. Mindestens 99 Prozent macht Wasser aus.[28] Neben allen möglichen Stoffen ohne Brennwert finden sich auch winzige Mengen an Kohlenhydraten und Fetten darin. Diese bewegen sich aber im Milligrammbereich, und der täglich auf diese Weise ausgeschiedene Brennwert liegt in der Größenordnung von 2 kJ (0,5 kcal) – angesichts eines Tagesumsatzes von 10 000 kJ eine energetische Bagatelle!

Urin besteht mit rund 97 Prozent ebenfalls zum überwiegenden Teil aus Wasser.[29] Auch darin befinden sich alle möglichen Stoffe, die für unsere Belange nicht von Bedeutung sind, aber ebenfalls ein wenig Kohlenhydrate und Fette. In Summe machen diese mit etwa 8 kJ (1,9 kcal) zwar ein bisschen mehr aus als beim Schweiß, sind aber ebenso unter Peanuts einzuordnen.

Wenn jemand unbehandelt zuckerkrank ist, dann scheidet er über den Urin wesentlich mehr Kohlenhydrate in Form von Traubenzucker aus als ein gesunder Mensch. Aber selbst dann liegt die verlorene Energie nur in der Größenordnung von 1 Prozent des Tagesbedarfs. Trotzdem reicht diese winzige Zuckermenge aus, um den Urin süßlich zu machen. Die Zuckerkrankheit heißt mit medizinischem Ausdruck *Diabetes mellitus*, was übersetzt so viel wie »honigsüßer Durchfluss« bedeutet. Bereits in der Antike wurde die

Diagnose Blutzucker nämlich durch Geschmacksproben des Urins gestellt. Ärzte in heutiger Zeit sind sicher sehr dankbar dafür, dass es zu diesem Zweck jetzt Messgeräte gibt.

Ich möchte an dieser Stelle nur kurz erwähnen, dass ein neuartiges Antidiabetikum dafür sorgt, dass jeden Tag bis zu 70 g Zucker über den Harn ausgeschieden werden können. Das entspricht etwa 1200 kJ und somit rund 12 Prozent des Tagesbedarfs! Dieser Wert ist nicht von Pappe. Rein theoretisch könnte man nur mithilfe dieses Medikaments in einem Monat etwa 1 kg Fettgewebe abbauen.

Zusammenfassend kann man sagen, dass die Output-Verluste über Schweiß und Harn unter normalen Umständen marginal sind. Diese betragen mit etwa 10 kJ (2,4 kcal) nur 0,1 Prozent des Gesamtumsatzes (Abb. 33). Ich erwähne diesen Output-Verlust der Vollständigkeit halber, damit man nicht behaupten kann, ich lasse etwas unter den Tisch fallen. In der Energiebilanz macht sich dieser winzige Abfluss von Joule – außer in seltenen Fällen – praktisch nicht bemerkbar.

Abb. 33

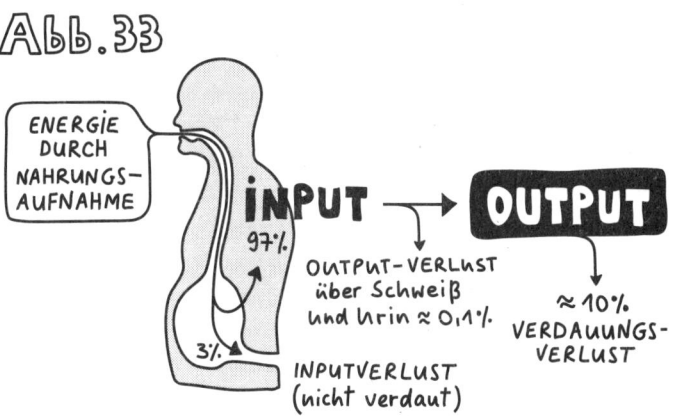

Input-Verlust (Kapitel 13) und Output-Verlust.

23. KLAUSTROPHOBIEFÖRDERNDE METHODEN

Wir wollen uns später ja überlegen, wie viel man durch diverse Tätigkeiten abnehmen kann. Dazu ist es unerlässlich, den Energie-Output eines Menschen zu wissen, also seinen Energieumsatz. Welche Möglichkeiten der Messung gibt es dafür? Man kann über die Wärme, die ein Mensch von sich gibt, auf seinen Energie-Umsatz rückschließen. Man misst dabei also gewissermaßen den Energie-Abfall, weil Wärme ja der Friedhof der Energie ist.

Diese Art der Messung nennt man Kalorimetrie und die Geräte, die dafür verwendet werden, Kalorimeter. Sie haben ja bereits das Bombenkalorimeter kennengelernt, mit dem man den Brennwert von Nährstoffen bestimmen kann. Nach einem ganz ähnlichen Prinzip funktioniert auch die Messung der Wärmeabgabe von Lebewesen. Die ersten Versuche dazu sind schon sehr alt. Bereits 1780 baute der französische Chemiker Antoine Laurent de Lavoisier, der als Vater der modernen Chemie gilt, ein Kalorimeter, mit dem er die Wärmeabgabe bei Meerschweinchen messen konnte.

Beim Menschen ist eine ähnliche Methode im Prinzip auch möglich. Man befindet sich in einer thermisch gut isolierten Kammer (Abb. 34), die freigesetzte Wärme überträgt sich auf das durchströmende Wasser und kann auf diese Weise bestimmt werden. Beim Verdampfen des Schweißes wird dem Körper aber Wärme entzogen, die ebenfalls zur Energiebilanz gehört, die Umgebung aber nicht erwärmt. Deshalb muss man auch die Menge des Wasserdampfes messen. Das ist insgesamt sehr aufwändig, schon allein aufgrund der Größe des Geräts. Die Messung des Umsatzes bei sportlichen Bewegungen ist wegen der Enge kaum möglich. Und überdies ist diese Methode definitiv nur für Leute geeignet, die nicht klaustrophobisch sind. Kein Wunder also, dass sie sich nie wirklich durchsetzen konnte.

Weil bei der soeben vorgestellten Methode die Wärmeabgabe direkt gemessen wird, spricht man auch von direkter Kalorimetrie. Diese Bezeichnung lässt die berechtigte Vermutung aufkeimen,

Abb.34

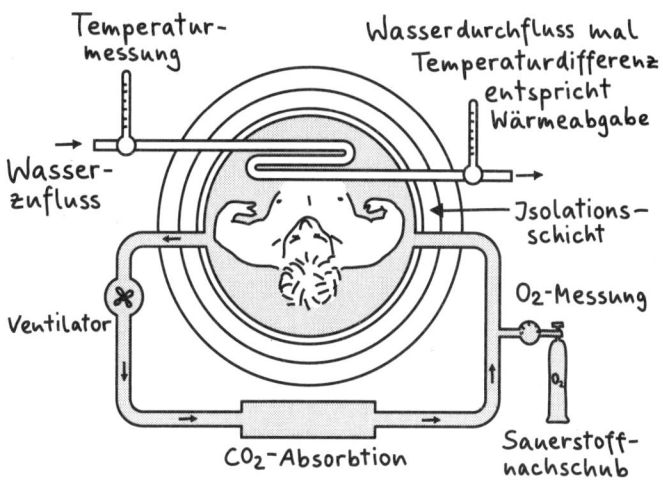

Temperatur-messung

Wasserdurchfluss mal Temperaturdifferenz entspricht Wärmeabgabe

Wasser-zufluss

Jsolations-schicht

O_2-Messung

Ventilator

CO_2-Absorbtion

Sauerstoff-nachschub

Schematische Darstellung einer direkten Kalorimetrie beim Menschen.

dass es auch eine indirekte Kalorimetrie geben muss. Bei dieser wird mithilfe einer Atemmaste über den Sauerstoffverbrauch auf die Wärmeabgabe rückgeschlossen. Eine solche Maske ist nicht rasend bequem, aber es ist immer noch besser, als in einer Röhre liegen zu müssen. Außerdem ist man damit wesentlich mobiler. Der Sauerstoffverbrauch wird in der Medizin übrigens Sauerstoffaufnahme genannt, aber das ist ein eher kontraintuitiver Begriff, den ich nicht so gern verwende, weil man darunter den Sauerstoff verstehen könnte, der über die Lunge aufgenommen wird. Gemeint ist aber damit der Sauerstoffumsatz in der Muskulatur. Weil das verwirren könnte, bleibe ich beim Begriff »Sauerstoffverbrauch«.

Um von diesem auf den Energieumsatz rückschließen zu können, muss man ein paar Dinge wissen. Zunächst muss bekannt sein, wie viel Energie umgesetzt wird, wenn 1 l Sauerstoff verbraucht wird. Ich habe ja schon öfters erwähnt, dass in der Nahrung chemische Energie steckt. Aber eigentlich ist jene chemische

Energie wichtig, die in den Nährstoffen *und* im Sauerstoff steckt und die bei der Verbrennung frei wird (Tabelle 7). Ähnlich wie beim physiologischen Brennwert muss man wieder berücksichtigen, dass es verschiedene Kohlenhydrate, Fette und Proteine gibt. Auch diese Angaben sind daher als Mittelwert zu sehen.

SUBSTRAT	FREIGESETZTE ENERGIEMENGE PRO LITER O2	
Kohlenhydrate	18,8 kJ (4,5 kcal)	} Differenz etwa 6 %
Fett	17,6 kJ (4,21 kcal)	
Eiweiß	16,8 kJ (4,0 kcal)	

Tabelle 7: Gibt an, wie viel Energie aus den jeweiligen Stoffen freigesetzt wird, wenn sie mit 1 l Sauerstoff bei 37° C verbrannt werden. Wie beim physiologischen Brennwert sind auch diese Werte Mittelwerte.[30]

Es gibt somit Unterschiede, je nachdem, welcher Energieträger für die Verbrennung herangezogen wird. Die Differenz zwischen reiner Kohlenhydrat- und reiner Fettverbrennung macht zum Beispiel rund 6 Prozent aus. Der Eiweißstoffwechsel spielt bezogen auf die Gesamtmenge nur eine unbedeutende Rolle. Wenn man also nur an der Größenordnung des Energieumsatzes interessiert ist, kann man das über den Daumen gepeilt mit 18 kJ pro Liter Sauerstoff recht gut abschätzen. Wenn man es genauer wissen möchte, muss man auch ermitteln, welcher Stoff gerade verbrannt wurde. Auf diese Methode möchte ich aber nicht näher eingehen, weil sie zu sehr in medizinische Details führt. Für unsere Belange ist nur wichtig zu wissen, dass man mithilfe der indirekten Kalorimetrie und einigen Tricks sehr genau auf den Energieumsatz einer Person rückschließen kann.

24. ABNEHMEN IM SCHLAF

Unter dem Grundumsatz (GU) versteht man den Energiebedarf eines Menschen unter absoluten Ruhebedingungen, also gewissermaßen im Stand-by-Modus. Er wird für die Aufrechterhaltung der Organfunktionen benötigt (Abb. 35). Alles, was darüber hinausgeht, wird dem Leistungsumsatz zugerechnet. Im Prinzip gehören also schon Lesen im Bett, Sitzen und Stehen zum Leistungsumsatz, auch wenn dabei subjektiv noch nicht wirklich was geleistet wird.

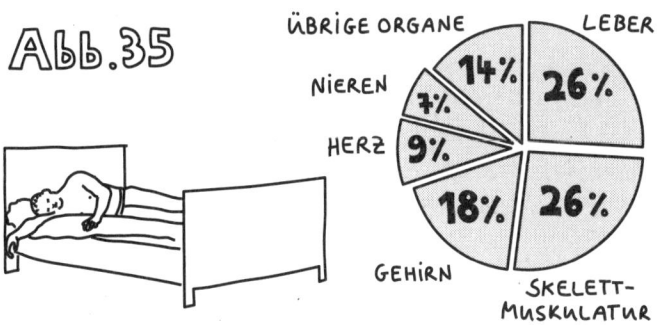

Richtwerte für die Anteile am Energieumsatz in Ruhe.[31]

An der Grafik fällt auf, dass das Gehirn mehr als ein Sechstel des Energieumsatzes in Ruhe beansprucht. Wenn man bedenkt, dass es auf der anderen Seite nur etwa 2 Prozent unserer Körpermasse ausmacht, sind diese 18 Prozent schon enorm. Deshalb hört man ja auch immer wieder, dass der Menschen von der Evolution zum Denker gemacht wurde. Angesichts dessen, welcher Irrsinn sich in unserer Welt jeden Tag so abspielt, ist das fast nicht zu glauben.

Sehr beachtenswert ist mit rund einem Viertel der Anteil, den die Muskeln beanspruchen. Generell beeinflussen diese die Höhe des Grundumsatzes empfindlich. Das bedeutet einerseits, dass man auf exzessive Diäten verzichten sollte, weil man dabei an Muskelmasse verliert und somit der Umsatz nachlässt, was wiederum das spätere Zunehmen begünstigt. Andererseits unterstreicht es die Bedeutung von Krafttraining, weil ein Muskelzuwachs umgekehrt den Grundumsatz pusht und Ihnen somit beim Abnehmen hilft.

Auch bei der Grundumsatz-Messung liegt der Teufel wieder im Detail. Selbst wenn man den ganzen Tag nur liegt, schwankt nämlich der Umsatz. Er ist in der Nacht am niedrigsten und steigt untertags an (Abb. 36). Außerdem hängt er zum Beispiel von der Umgebungstemperatur ab. Damit man nicht Äpfel mit Birnen vergleicht, hat man den Test standardisiert: Der Grundumsatz wird möglichst kurz nach dem Aufwachen in der Früh gemessen, unmittelbar vor dem Test muss man einige Zeit ruhig gelegen sein, und die letzte Mahlzeit muss mindestens 12 Stunden her sein. Außerdem muss die Raumtemperatur bei 27 bis 31 Grad Celsius liegen. Der auf diese Weise ermittelte Wert wird auf den Tag hochgerechnet. Damit wird der Grundumsatz quasi verordnet.

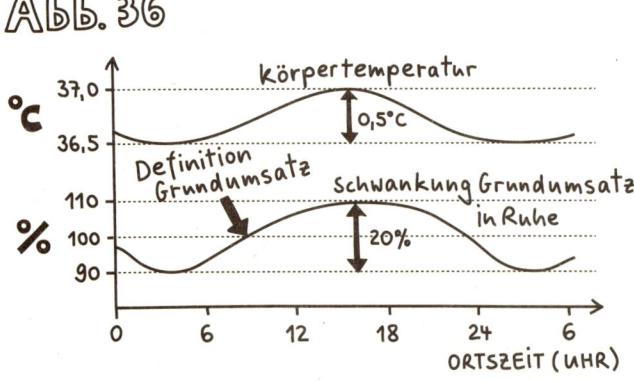

Schematische Darstellung der Schwankung des Umsatzes im Liegen im Verlauf des Tages. Diese Schwankung und die der Körpertemperatur verlaufen weitgehend parallel.[32] Der Unterschied zwischen Schlafen und Liegen untertags beträgt etwa 10 Prozent.

Den Grundumsatz genau zu wissen, hat aber sowieso nur wissenschaftlichen Wert. Selbst wenn Sie ihn auf das Kilojoule genau wüssten, wäre das Abnehmen um keinen Deut leichter. Um sich einen guten Eindruck von der Höhe des Grundumsatzes zu verschaffen, reichen die Formeln, die man aus vielen Grundumsatz-Messungen quasi herausdestilliert hat, allemal. Natürlich sind auch diese nur Spielereien, weil sie ebenfalls beim Abnehmen nicht helfen. Aber Spielereien sind doch etwas wirklich Nettes! Es gibt eine beinahe unüberschaubare Menge an Formeln, wir sehen uns zunächst nur zwei an: die einfachste und die genaueste. Die einfachste Formel ist natürlich gleichzeitig die ungenaueste. Aber sie ist sehr alltagstauglich, weil man sie im Kopf ausrechnen kann. Außerdem hat sie den pädagogischen Vorteil, dass das Ergebnis bereits in kJ vorliegt. Zahlenmäßig gilt für den Grundumsatz Folgendes:

Grundumsatz Frauen [kJ/Tag] = 90 · Masse in kg

Grundumsatz Männer [kJ/Tag] = 100 · Masse in kg

Bei Männern ist die Rechnung besonders einfach. Man hängt an die Masse in Kilogramm zwei Nullen dran und hat sofort den geschätzten Grundumsatz in Kilojoule pro Tag. Ein Mann mit 80 kg hat nach dieser Formel einen Grundumsatz von 8000 kJ (1905 kcal). Bei Frauen muss man danach noch 10 Prozent abziehen. Eine Frau mit 60 kg hat also einen geschätzten Grundumsatz von 6000 kJ – 600 kJ = 5400 kJ (1286 kcal). Warum dieser Unterschied? Weil Männer einen höheren Prozentsatz an Muskelmasse aufweisen.

Natürlich kann diese Formel nur eine grobe Faustregel sein, weil der Grundumsatz in der Realität nicht nur von der Masse abhängt. Eine exaktere Abschätzung kann man mithilfe der Harris-Benedict-Formel durchführen (>>i Grundumsatz genau). Bei dieser Gleichung werden Masse, Größe und Alter miteinbezogen, es gibt also drei Variationsmöglichkeiten. Ich will Sie jetzt nicht mit Rechenbeispielen langweilen, aber ich lade Sie ein, Ihren eigenen Grundumsatz mit diesen beiden Formeln zu berechnen und die Ergebnisse zu vergleichen. Der große Unterschied von etwa einem Faktor 10 in der ersten Zahl bei Frauen und Männer ist übrigens kein Druckfehler.

Manchmal kann man reißerisch vom »Abnehmen im Schlaf« lesen. Geht das wirklich? Auf jeden Fall! Man kann es sogar umdrehen: Es ist unmöglich, im Schlaf nicht abzunehmen! Und ich spreche jetzt sogar wirklich von Fett! Wenn unsere Frau aus dem Beispiel oben 8 Stunden schläft, also ein Drittel des Tages, setzt sie in dieser Zeit 1800 kJ (431 kcal) um. Weil die Energie dazu aus den Fettspeichern kommt, werden daher während der Nacht und somit wirklich im Schlaf etwa 60 g Fettgewebe abgebaut. Beim Mann wären es sogar etwa 90 g. Je nach Grundumsatz und Schlafdauer ist dieser Wert mal höher, mal niedriger, aber die Größenordnung bleibt dieselbe. Jeder nimmt jede Nacht etwas Fett ab, das ist trivial und braucht also nicht extra mit Trara erwähnen zu werden.

Die Harris-Benedict-Formel habe ich vor allem deshalb erwähnt, weil in dieser – leider etwas unangenehm – der letzte Klammerausdruck auffällt, der so etwas wie ein »Alters-Term« ist. Weil dieser von den ersten drei Werten abgezogen wird, folgt daraus, dass der Grundumsatz mit dem Alter sinkt. Bei Frauen sind es pro Jahr 4,7 kcal (19,7 kJ), die man dann am Tag weniger umsetzt, bei Männern 6,8 kcal (28,6 kJ). Das klingt nach nicht viel, läppert sich aber wieder einmal über die Jahre zusammen. In 40 Jahren – wenn man also zum Beispiel den Grundumsatz mit 20 und 60 Jahren vergleicht – hat sich das bereits auf rund 800 bis 1200 kJ pro Tag summiert, das sind etwa 8 bis 12 Prozent des Tagesbedarfs. Wenn der Körper das nicht von selbst ausgleicht – oder man es aktiv tut –, nimmt man im Alter schleichend zu (Abb. 37). Jetzt wissen wir auch, warum man im Alter leichter zulegt beziehungsweise schwerer abnimmt. Als ob die senile Bettflucht nicht schon reichen würde!

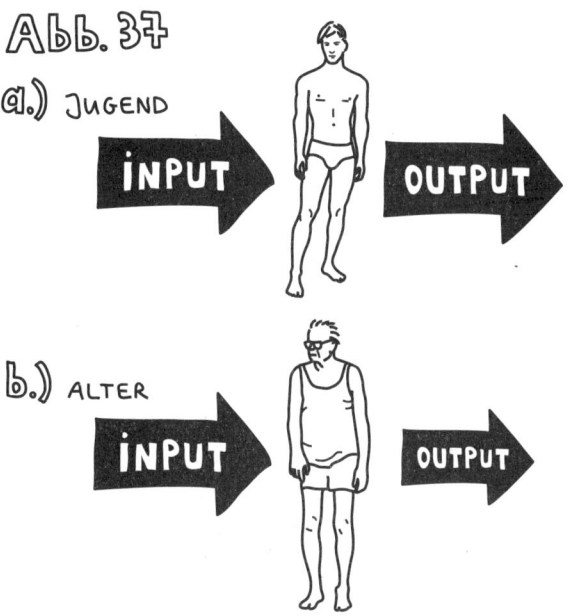

Zusammenhang zwischen Grundumsatz und somit auch Energie-Input und Alter. Wenn man den absinkenden Output im Alter (b) nicht durch weniger Nahrung kompensiert, nimmt man zu.

25. GLÜHBIRNEN-NOSTALGIE

Ich möchte den Grundumsatz nun SI-tauglich machen und in Watt angeben. Das hat den Vorteil, dass man sich diesen dann durch den Vergleich mit Alltagsgeräten sehr gut vorstellen kann. In der Physik ist die Leistung definiert als Arbeit beziehungsweise Energieumsatz pro Zeit. Der Grundumsatz gibt an, wie viel Energie man in einem Tag umsetzt, er ist daher physikalische gesehen eine Leistung. Deshalb kann man ihn auch in Watt angeben, wobei ein Watt ein Joule pro Sekunde ist.

---

i **EINHEITENROCHADE**

Wie kommt man von der Einheit kJ/Tag auf Watt (W)? 1 Watt ist 1 Joule pro Sekunde. Nun muss man berechnen, dass ein Tag $60 \cdot 60 \cdot 24$ Sekunden = 86 400 Sekunden hat. Eine der Faustregeln aus dem vorigen Kapitel lautet:

Grundumsatz Frauen [kJ/Tag]: 90 · Masse in kg

Jedes Kilogramm schlägt also mit 90 kJ/Tag zu Buche. Nachdem gilt: 90 kJ = 90 000 J, erhält man: 90 kJ/Tag = 90 000 J/86 400 s = 1,04 W. Daher kann man die Faustregel auch so schreiben:

Grundumsatz Frauen [J/s = W]: 1,04 · Masse in Kilogramm

Wenn man dieselbe Rechnung für Männer durchführt, erhält man:

Grundumsatz Männer [J/s = W]: 1,16 · Masse in Kilogramm

Nehmen wir einen Umsatz von 100 kJ/Tag. Statt kJ müssen wir Joule nehmen und statt des Tages die 86 400 s – so kommen wir auf die Watt.

100 kJ/Tag = 100 000 J/86 400 s = 1,16 J/s = 1,16 W

100 kJ/Tag entsprechen also 1,16 W, 1000 kJ/Tag 11,6 W und ein realistischer Tagesbedarf von 10 000 kJ entspricht 116 W.

Wie viel Watt leistet der Mensch im Stand-by-Modus? Mit welchem elektrischen Gerät kann man den Menschen leistungsmäßig vergleichen? Um diese Fragen beantworten zu können, müssen wir die im vorigen Kapitel vorgestellten Faustregeln auf die Einheit Watt umformen (>>i Einheitenrochade). Diese sehen dann so aus:

Grundumsatz Frauen [J/s = W]: 1,04 · Masse in Kilogramm
Grundumsatz Männer [J/s = W]: 1,16 · Masse in Kilogramm

Über den Daumen gepeilt kann man also sagen, dass die Leistung des Körpers im Grundumsatz rund 1 Watt pro Kilogramm ausmacht. Diesen vernünftigen Richtwert können Sie auch in vielen Büchern lesen. Weil wir ja bereits von einer Faustregel ausgegangen sind und jetzt noch einmal gerundet haben, ist das gewissermaßen eine doppelte Faustregel. Aber es geht uns ja nur um die Größenordnung. Außerdem ist 1 W/kg ein Wert, den man sich sehr gut merken kann. Eine Person mit 75 kg hat also einen Grundumsatz von 75 Watt – das ist doch wirklich übersichtlich!

Der Grundumsatz eines Menschen liegt somit im Leistungsbereich der guten alten – inzwischen verbotenen – Glühbirnen. Ich nehme die Glühbirnen aus zwei Gründen: aus einem nostalgischen und einem praktikablen. Der nostalgische liegt auf der Hand. Der praktikable erklärt sich dadurch, dass es kein anderes Gerät gibt, bei dem die Leistung so offensichtlich ist und überdies von der Größenordnung perfekt zum Grundumsatz eines Menschen passt: Je größer dieser ist, desto heller brennt die »innere Lampe«. Auch das Absinken des Grundumsatzes mit dem Alter kann man sich plakativ mit einer schwächer werdenden Glühbirne vorstellen. Diese wird gewissermaßen jedes Jahr ein wenig abgedimmt. Wenn Sie der Vergleich mit der alten Lampe aus prinzipiellen Gründen stört, können Sie sich stattdessen natürlich fünf Energiesparlampen vorstellen, aber das ist bei weitem nicht so elegant.

Der Grundumsatz eines Menschen in Watt macht sofort plausibel, warum es so warm wird, wenn sich viele Personen in einem Raum aufhalten. Stellen wir uns ein nettes Sommerfest vor – im Wohnzimmer halten sich 30 Personen mit durchschnittlich 75 kg auf. Die abgegebene Körperwärme hat somit eine Heizleistung von

2250 W! Wenn man bedenkt, dass das der Wärmeabgabe eines offenen Elektrobackrohrs bei Vollgas entspricht, wundert man sich nicht über die dabei hervorgerufenen Schweißausbrüche. Betrachtet man den Grundumsatz in Watt, kann man auch die Funktion einer Decke beim Schlafen sehr gut begreifen. Diese wärmt ja nicht aktiv, aber sie verhindert den Abfluss der Körperwärme. Ein Mensch unter einer Decke wärmt sich selbst, der Effekt ist etwa so groß, also würde man eine Glühbirne mit 60 bis 80 Watt unter die Decke legen. Auch Kleidung hat denselben Effekt. Sie verhindert lediglich, dass die Wärme abfließen kann.

Aber die Watt-Formeln zeigen uns noch mehr sehr plakativ. Nehmen wir eine Frau und einen Mann mit je 70 kg und rechnen wir diesmal exakter. Die Grundumsätze liegen dann bei 73 W und 81 W, der Unterschied beträgt etwa 11 Prozent. Wodurch kommt das unterschiedliche starke Leuchten der Lampen zustande? Durch die unterschiedlich großen Muskelmassen! Das unterstreicht einmal mehr die Bedeutung der Muskulatur für das Abnehmpotenzial.

Man sagt ja oft neidvoll, dass manche Menschen essen können, was Sie wollen, aber trotzdem nicht zunehmen. Meine persönlichen Beobachtungen aus dem Alltag zeigen, dass das in einem gewissen Rahmen tatsächlich zutrifft. Aus Sicht der Physik kann man auf jeden Fall sagen, dass diese Menschen eine ausgeglichene Energiebilanz haben müssen. Wenn Sie viel essen, müssen Sie auch dementsprechend viel Energie umsetzen. Wie kann man diesen hohen Umsatz erklären?

Einen guten Teil des Effekts kann man natürlich über einen erhöhten Leistungsumsatz erklären. Aber auch der Grundumsatz kann an diesem Phänomen beteiligt sein. Dieser wird nämlich durch die Schilddrüse geregelt. Im Extremfall kann er bei einer Überfunktion auf das Doppelte ansteigen und bei Unterfunktion auf die Hälfte absinken.[34] Das sind natürlich Extremwerte. Nehmen wir als weniger radikales Beispiel zwei Männer mit 70 kg, bei denen der eine 20 Prozent über dem normalen Grundumsatz liegt und der andere 20 Prozent darunter. Der erste »brennt«, wieder exakter gerechnet, mit etwa 97 W, der zweite nur mit 65 W. Selbst in Ruhe ergibt das den Unterschied zwischen einer hellen und einer sehr hellen Glühbirne. Und die enorme Differenz erklärt, warum der eine beim Essen wesentlich ungestrafter reinhauen kann als der andere.

Den Grundumsatz können wir aber auch beeinflussen. Während Nahrungseinschränkung diesen drückt und einen Teil des Effekts wieder auffrisst, tragen Sport und Bewegung generell dazu bei, den Grundumsatz zu erhöhen beziehungsweise hoch zu halten. Deshalb sollte man auf körperliche Aktivität niemals verzichten, wenn man abnehmen möchte!

26. ATOME MIT ROTEN MASCHEN

Neben dem Grundumsatz, den wir jetzt in epischer Breite besprochen haben, gibt es noch den Leistungsumsatz. Beide zusammen machen den Gesamtumsatz aus, also unseren gesuchten Energie-Output:

Gesamtumsatz (Energie-Output)

=

Grundumsatz

+

Leistungsumsatz

Der Leistungsumsatz zerfällt noch einmal in drei Teile. Man kann also sagen, dass sich der Gesamtumsatz letztlich aus vier Teilen zusammensetzt (Abb. 38). Ein Energie-Output von 10 000 kJ ergibt umgerechnet durchschnittlich 116 W. Natürlich »läuft« ein Mensch nicht durchgehend mit dieser Leistung. Im Schlaf sinkt sie unter 70 W ab, und wenn er zum Beispiel die Treppen hinaufläuft, kann die innere Leistung für kurze Zeit auf weit über 1000 W ansteigen. Dieser verblüffend hohe Wert wird in Kapitel 34 noch genau erklärt.

Nehmen wir uns kurz die vier Teile des Gesamtumsatzes zur Brust. Es gibt natürlich extreme Fälle von Lebhaftigkeit oder Inaktivität. Deshalb kann der Grundumsatz grob gesagt zwischen 40 und 85 Prozent des Gesamtumsatzes ausmachen. In den meisten Fällen liegt er aber zwischen 60 und 75 Prozent.

Die körperliche Aktivität ist meistens der zweitgrößte Brocken. Sie kann bei extremen körperlichen Belastungen sogar größer als der Grundumsatz werden, zum Beispiel bei Ausdauersportlern, aber auch bei Bauarbeitern oder Landwirten. Um beim Thema dieses Buches zu bleiben: Ihr großes Ziel muss es natürlich sein, den Anteil an körperlicher Aktivität möglichst groß zu halten!

Bei sehr inaktiven Personen kann es sogar passieren, dass die

Verdauung eine höhere Leistung benötigt als die körperliche Aktivität. Erstere liegt nämlich unter normalen Umständen bei rund 10 Prozent des Gesamtumsatzes.

Und letztlich gibt es noch einen Beitrag, der durch die Regelung der Körpertemperatur zustande kommt. Dieser beträgt unter normalen Bedingungen um die 5 Prozent des Gesamtumsatzes, macht also den geringsten Teil aus. In den Tropen ist dieser Anteil geringer als in unseren Breiten. Auf diese Weise hat ja Robert Mayer den Energieerhaltungssatz entdeckt.

Abb. 38

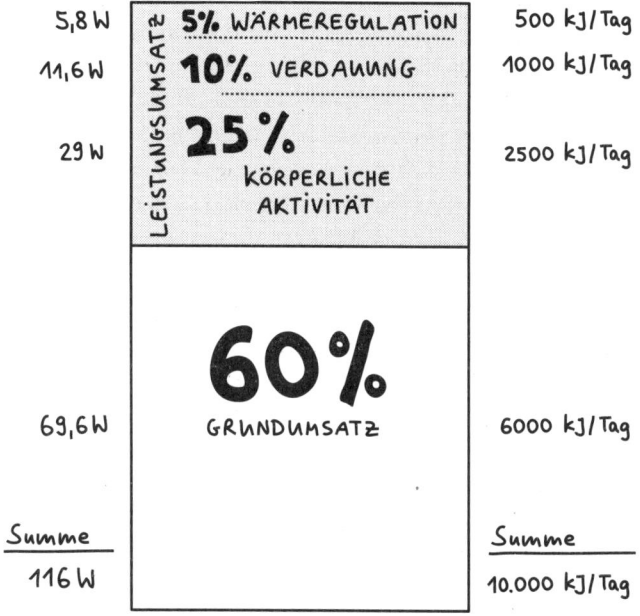

5,8 W	5% WÄRMEREGULATION	500 kJ/Tag
11,6 W	10% VERDAUUNG	1000 kJ/Tag
29 W	25% KÖRPERLICHE AKTIVITÄT	2500 kJ/Tag
69,6 W	60% GRUNDUMSATZ	6000 kJ/Tag
Summe 116 W		Summe 10.000 kJ/Tag

LEISTUNGSUMSATZ

Ein realistisches Beispiel mit schön runden Zahlen, wie sich der Gesamtumsatz zusammensetzen kann. Dieser ist in Watt und kJ/Tag angegeben, wobei wiederum von 10000 kJ Gesamtumsatz ausgegangen wurde. Die Wattzahlen sind gerundet.

Im nächsten Kapitel werde ich Ihnen zeigen, wie groß das Spektrum jenes Umsatzes sein kann, der durch körperliche Aktivität zustande kommt. Wenn man in den Wissenschaften etwas behauptet, muss man, wie ich schon ausführlich argumentiert habe, Belege auf den Tisch knallen, weil beteuert wird ja viel. Deshalb möcht ich Ihnen kurz erklären, wie man die enorme Bandbreite der Aktivitäten der Menschen wissenschaftlich überprüft hat.

Das Problem dabei ist, den Gesamtumsatz einer Person unter realen Bedingungen, also gleichsam in der freien Wildbahn, über einen längeren Zeitraum zu messen, ohne den normalen Lebensrhythmus zu beeinflussen. Die direkte Kalorimetrie ist dazu natürlich gänzlich ungeeignet, weil man sich ja in einem geschlossenen Raum befinden müsste und ein normaler Tagesablauf unter diesen Umständen nicht einmal für Astronauten auf einem Marsflug möglich wäre.

Aber auch die indirekte Kalorimetrie ist nicht geeignet, weil man Tag und Nacht eine Sauerstoffmaske tragen müsste, die niemals verrutschen darf. Außerdem würde sich unter diesen Bedingungen die Nahrungsaufnahme als technische Herausforderung gestalten. Gott sei Dank liefert die Physik eine sehr elegante Methode, mit der man den mittleren Gesamtumsatz über eine längere Zeitspanne ermitteln kann, ohne dass die Testperson in irgendeiner Weise beeinträchtigt ist. Man benutzt dabei das sogenannte »doppelt markierte Wasser«.

In der Natur kommen alle Atomsorten wie Wasserstoff oder Sauerstoff in verschiedenen schweren Varianten vor, die sich durch die Neutronenzahlen im Kern unterscheiden. Diese Varianten nennt man Isotope. Das, was wir normalen Wasserstoff und Sauerstoff nennen, ist seine häufigste Variante. Von beiden Elementen gibt es aber auch schwerere Versionen, die allerdings sehr selten sind.

Unter doppelt markiertem Wasser versteht man nun, dass in dessen H_2O-Molekülen auch die seltenen Isotope vorkommen. Das ist im Prinzip so, als hätte man den Atomen in diesem Spezialwasser rote Maschen umgebunden. Will man den Energie-Output über einen längeren Zeitraum ermitteln, verabreicht man eine exakt abgemessene Menge dieses sauteuren Wässerchens. Die Atome mit den roten Maschen verteilen sich gleichmäßig im gesamten Wasserspeicher des Menschen.

Während der markierte Wasserstoff nur über das Wasser den Körper verlässt, geht der markierte Sauerstoff zusätzlich auch über die Atmung verloren (<<i Kohlensäure im Blut) und verlässt somit den Körper schneller. Aus der Differenz, mit der Wasserstoff und die Sauerstoffatome mit den roten Maschen den Körper verlassen, kann man auf die Menge des ausgeatmeten CO_2 rückschließen, und von dieser wiederum auf den Energie-Output im entsprechenden Zeitraum (Abb. 39). Die Erklärung ist beinahe

komplizierter als die Methode selbst. Ein bisschen von dem Zauber-trank, und man kann im Extremfall über den Zeitraum von drei Wochen den Energieumsatz berechnen.[35] Die Ergebnisse sind be-eindruckend!

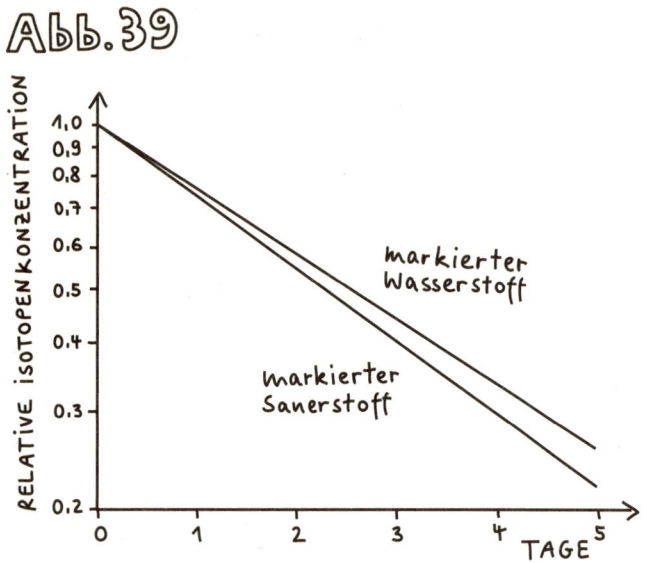

Abnahme der Konzentration der Wasserstoff- und Sauerstoff-Isotope (die mit den roten Maschen) im Körperwasser. Die Konzentration wird entweder im Speichel oder im Urin gemessen.[36]

Diese gefinkelte Methode wurde bereits Mitte der 1950er Jahre für Tiere entwickelt, aber erst ab 1982 auch am Menschen angewandt.[37] Die Zeitspanne von fast 30 Jahren verwundert etwas, ist aber durch Kostengründe zu erklären. Das dabei benötigte Sauerstoff-Isotop ist extrem teuer! Während es für kleinere Tiere erschwinglich war, hätte man für die Messung am Menschen eine Dosis benötigt, die einige tausend Euro gekostet hätte – pro Person! Weil mit der Zeit die Massenspektrometer um einen Faktor 100 genauer wurden, brauchte man um denselben Faktor weniger vom teuren Sauerstoff.

Das machte die Methode für Messungen am Menschen erschwinglich. Diese wissenschaftliche Entwicklung ist erfreulich, denn sie eröffnet uns den Blick auf sehr interessante Ergebnisse.

Normalerweise misst man den Energie-Output mithilfe des Spezialwassers ein bis drei Wochen lang. Aufgrund der langen Messdauer mitteln sich Tage mit überdurchschnittlich viel oder wenig Bewegung weg und man bekommt brauchbare Durchschnittswerte. Auf diese Weise konnten ErnährungswissenschaftlerInnen Richtwerte für Aktivitätsgruppen erstellen. Man spricht in diesem Zusammenhang vom Physical Activity Level, kurz PAL (Tabelle 8). Dieser gibt den Faktor an, mit dem man den Grundumsatz multiplizieren muss, um auf den Gesamtumsatz zu kommen.

Der PAL ist ein Richtwert, der Ihnen einen ausgezeichneten Überblick gibt. Natürlich hat man aus pädagogischen Gründen auf schöne Zahlen gerundet, aber das spielt keine Rolle. Wie beim Grundumsatz gilt auch hier, dass das Wissen um den genauen Wert zwar interessant ist, Ihnen aber beim Abnehmen überhaupt nicht hilft. Das Wesentliche ist in meinen Augen, aufzuzeigen, welch enormen Spielraum es gibt. Vielleicht kann Sie dieser Überblick ja dazu animieren, durch mehr Aktivität ein PAL-Upgrade zu erzielen!

Zur Gruppe der Personen mit dem geringsten Gesamtumsatz gehören alte und gebrechliche Menschen, die nur sitzen oder liegen können. Bei diesen liegt die körperliche Aktivität praktisch bei null, und der Grundumsatz wird mit dem Faktor 1,2 multipliziert. Wo ist das obere Ende der Fahnenstange? In den Tabellen ist 2,4 als Höchstwert angegeben. Das trifft zum Beispiel auf Leistungssportler zu – obwohl man natürlich bezweifeln kann, dass alle Leistungen in diesem Bereich nur mit Müsli allein zu erzielen sind. Aber das ist wieder eine andere Geschichte. Als skeptischer Physiker interessiert mich, wie realistisch dieser Oberwert ist, und ich rechne natürlich nach. Und tatsächlich kann man abschätzen, dass Weltklasseläufer mit einem wöchentlichen Kilometerschnitt von 180 bis 200 km in den PAL-Bereich von 2,4 kommen. Solche gemittelten Umfänge sind für sehr gute Marathonläufer das harte, wöchentliche Brot. Der Preis dafür ist recht hoch, weil man dazu jeden Tag mehr als 26 km zu laufen muss!

ARBEITSSCHWERE UND FREIZEIT- VERHALTEN	PAL	BEISPIELE	REL. GRUND- UMSATZ	REL. LEISTUNGS- UMSATZ
ausschließlich sitzende oder liegende Tätigkeit	1,2	alte, gebrechliche Personen	1	0,2
ausschließlich sitzende Tätigkeit mit wenig oder keinen anstrengenden Freizeitaktivitäten	1,4 bis 1,5	Büroangestellte, Feinmechaniker	1	0,4–0,5
sitzende Tätigkeit mit wenig oder keinen anstrengenden Freizeitaktivität	1,6 bis 1,7	Laborant, Kraftfahrer, Studierende, Fließbandarbeit	1	0,6–0,7
überwiegend gehende oder stehende Tätigkeit	1,8 bis 1,9	Hausfrauen, Verkäufer, Kellner, Mechaniker, Handwerker	1	0,8–0,9
körperlich anstrengende berufliche Tätigkeit	2,0 bis 2,4	Bauarbeiter, Landwirte, Bergarbeiter, Leistungssportler	1	1–1,4

Tabelle 8: Richtwerte für den Physical Activity Level (PAL).[38] In den letzten beiden Spalten sind die relativen Werte von Grund- und Leistungsumsatz angegeben.

Der Gesamtumsatz kann also um den Faktor 2 variieren. Das ist mal gar nicht schlecht. Einen großen Teil des Gesamtumsatzes macht jedoch der Grundumsatz aus. Deshalb ist es noch wesentlich beeindruckender, das Spektrum der Leistungsumsätze anzusehen, die in der letzten Spalte der Tabelle eingetragen sind. Diese können Werte von 0,2 bis 1,4 ausmachen. Das entspricht einer Steigerung um den Faktor 7, und diese Spanne ist nun wirklich sehr imposant!

Nehmen wir einen Hochleistungssportler, der einen PAL von 2,4 hat. Wenn er verletzungs- oder krankheitsbedingt an das Bett gefesselt ist, sinkt sein PAL auf 1,2 ab. In diesem Fall setzt sein Körper pro Tag nur mehr die Hälfte der Energie um, und der Leistungsumsatz ist gar auf ein 1/7 des ursprünglichen Werts abgesunken. Zwischen diesen beiden Extremwerten liegt der Rest der Menschheit. Und weil der Unterschied so eklatant ist, habe ich ihn in Abb. 40 noch einmal extra dargestellt.

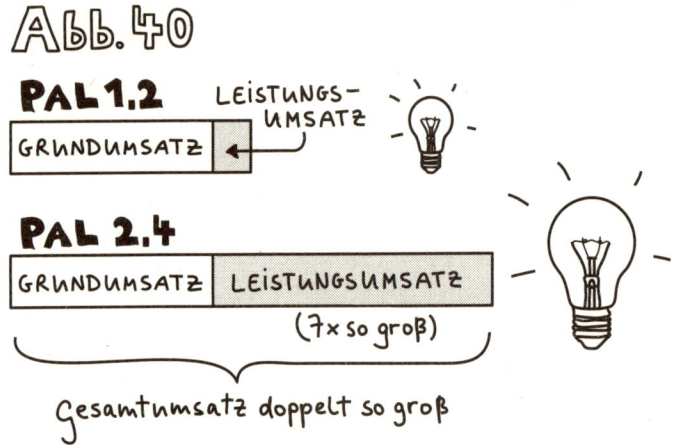

Abb. 40

PAL 1.2 LEISTUNGS-UMSATZ

GRUNDUMSATZ

PAL 2.4

GRUNDUMSATZ LEISTUNGSUMSATZ

(7× so groß)

Gesamtumsatz doppelt so groß

Zwischen diesen beiden Extremen liegen die relativen Umsätze der Menschen. Der Gesamtumsatz kann sich verdoppeln – die innere Glühbirne brennt dann im Schnitt doppelt so hell –, der Leistungsumsatz sogar um den Faktor 7 ansteigen. Man sieht mit freiem Auge, dass im rechten Fall der Leistungsumsatz sogar größer ist als der Grundumsatz.

Immer wieder kann man das Ergebnis der VERA-Studie lesen, obwohl diese schon einige Jahrzehnte auf dem Buckel hat. Sie wurde noch zu Zeiten des Bestehens der BRD Ende der 1980er Jahre durchgeführt. Dabei untersuchte man den Zusammenhang zwischen der Nahrungsaufnahme und dem Body-Mass-Index. Aus diesem lässt sich salopp gesagt herauslesen, ob man übergewichtig ist oder nicht. Das Ergebnis war überraschend: Es gab keinen Zusammenhang zwischen der aufgenommenen Energiemenge und Normal- oder Übergewicht auf der anderen Seite. Das Ergebnis ist auf den ersten Blick verblüffend, aber es ist nicht rätselhaft. Beim Zunehmen gibt es ja nicht nur einen Verdächtigen, nämlich die Nahrung, sondern noch einen zweiten. Dieser zweite Verdächtige ist der Gesamtumsatz. Nun zeigt aber Abb. 40 den großen Spielraum des Outputs, der durch die unterschiedliche Aktivität zustande kommt. Weil hier ein Faktor 2 möglich ist, ist dieser auch bei der Nahrungsaufnahme möglich, ohne dass man dabei zunimmt. Und damit kann man das Ergebnis der VERA-Studie verstehen.

Das ist zwar ganz logisch, aber trotzdem eine wichtige Schlussfolgerung. Beim Abnehmen geht es letztlich nicht darum, wie viel Sie essen, sondern nur darum, dass der Output stets höher ist als der Input. Sport und Bewegung sind also angesagt!

Bleiben wir konsequent und sehen wir uns die verschiedenen Gesamtumsätze in Watt an. Zwei Beispiele dazu sind in Tabelle 9 angeführt. Hier sieht man wiederum sehr schön das unterschiedliche Leuchten der inneren Glühbirnen. Eine Person mit ausschließlich sitzender Tätigkeit »brennt« also im Schnitt mit nur 130 W, ein Ausdauersportler mit derselben Masse mit über 200 W!

Die Tabelle ist auch eine nachträgliche Erklärung für die 10 000 kJ Gesamtumsatz, mit denen ich so gern rechne. Diese liegen am oberen Rand des Spektrums einer Frau und am unteren Rand des Spektrums eines Mannes. Der Wert ist nicht nur eine schöne, runde Zahl, sondern eben auch der schon angesprochene gendergerechte Kompromiss!

FRAU, 60 KG		KJ/TAG	KCAL/TAG	WATT
Grundumsatz		5400	1286	63
PAL	1,2	6480	1543	75
	1,4	7560	1800	88
	1,6	8640	2057	100
	1,8	9720	2314	113
	2,0	10800	2571	125
	2,2	11880	2829	138
	2,4	12960	3086	150

MANN, 80 KG		KJ/TAG	KCAL/TAG	WATT
Grundumsatz		8000	1905	93
PAL	1,2	9600	2286	111
	1,4	11200	2667	130
	1,6	12800	3048	148
	1,8	14400	3429	167
	2,0	16000	3810	186
	2,2	17600	4190	204
	2,4	19200	4571	223

Tabelle 9: Richtwerte für die Einschätzung des Energie-Outputs anhand zweier Beispiele.

28. VERDAUEN IST HARTE ARBEIT

Wenn Sie abnehmen wollen, müssen Sie reale Effekte von Fantasie-Effekten unterscheiden können. In Kapitel 14 habe ich bereits argumentiert, dass es keine Nahrung mit negativer Energie gibt, also keine mit Minus-Joule. Das ist ein Fantasie-Effekt, und dieser ist somit abgehakt. Aber man kann auch immer wieder lesen, dass es Nahrungsmittel mit negativer Energie*bilanz* gibt, also solche, die beim Verdauen mehr Energie benötigen, als sie selbst besitzen. Das wären quasi negative Joule durch die Hintertür. Wie ist es damit? Gibt es das wirklich?

Sehen wir uns dazu an, was mit der Nahrung im Darm passiert. Keine Sorge, Sie können das Nachfolgende auch lesen, wenn Sie gerade essen. Zuerst wird die Nahrung in ihre Bestandteile zerlegt, durch die Darmwand transportiert und in die Depots verschoben. Dafür muss der Körper Energie aufwenden, und es entsteht zusätzliche Wärme. Dieser Effekt hat viele Namen. Ich werde im Folgenden den Begriff »Verdauungsverlust« benutzen, weil dieses Wort kurz und knackig ist. Wie groß sind nun diese Verdauungsverluste?

Um diesen Effekt zu messen, verabreicht man Testpersonen verschiedene Nährstoffe und schaut, wie viel Sauerstoff durch die Verdauungsarbeit zusätzlich verbraucht wird. Mit diesen Werten kann man die Verdauungsleistung berechnen. Diese liegt in einem Bereich von 5 bis 15 Watt, die der Körper gewissermaßen zuschalten muss (Abb. 41). Durch zahlreiche Tests hat man Richtwerte herausbekommen, wie viel vom Brennwert bei der Verdauung wieder flöten geht. Diese Ergebnisse sind in Tabelle 10 zusammengefasst. Im Schnitt gehen bei normaler Mischkost um die 10 Prozent der Nahrungsenergie wieder verloren. Bei einem Energie-Input von 10 000 kJ (2381 kcal) beträgt der Verlust also um die 1000 kJ (238 kcal). Die Energie, die durch die Verdauung pro Tag wieder draufgeht, entspricht dem Energieumsatz beim Laufen einiger Kilometer. Für alle, die es immer schon vermutet haben: Verdauen ist harte Arbeit!

Abb. 41

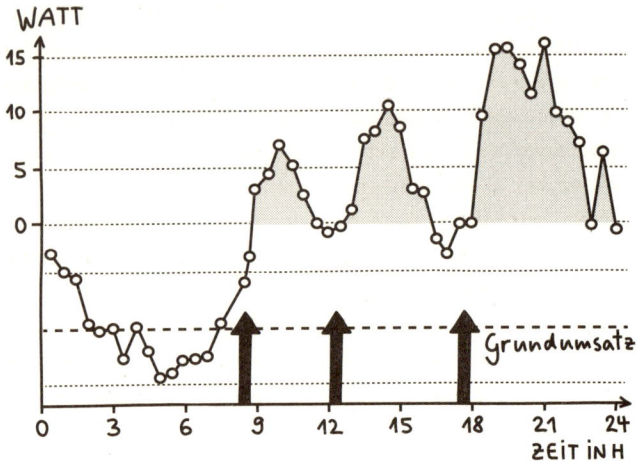

WATT

Beispiel für die Verdauungsleistung des Körpers. Die Pfeile geben den Zeitpunkt an, zu dem gegessen wurde.[39] Die strichlierte Linie zeigt den Grundumsatz an, der graue Bereich markiert die nahrungsbedingte Wärmeentstehung.

Fette	2–4 %
Kohlenhydrate	4–10 %
Alkohol	10–30 %
Proteine	14–30 %
Schnitt bei normaler Mischkost und Masse	10 %
Umwandlung Kohlenhydrate in Fette	24 %

Tabelle 10: So viele Prozent der Energie der Nährstoffe und des Ethanols werden für deren Verdauung benötigt. Die Werte sind als Richtgröße zu sehen, denn die in der Literatur angegebenen Werte sind sehr unterschiedlich.[40]

Gibt es nun also Stoffe, für deren Verdauung der Körper mehr Energie aufwenden muss, als diese selbst besitzen? Nein, die wissenschaftlichen Untersuchungen zeigen, dass auch dieser Mythos falsch ist! Denn die Verdauungsverluste müssten dann bei über 100 Prozent liegen und davon ist man trotz der Streuung der Messungen weit entfernt. Es ist nicht weiter verwunderlich, dass man trotzdem Seiten im Internet findet, auf denen das trotzdem vollmundig behauptet wird – und auf denen auch die mystischen Lebensmittel angegeben sind, bei denen das der Fall sein soll. Es handelt sich dabei oft um Obst und Gemüse. Natürlich nimmt man aller Wahrscheinlichkeit nach ab, wenn man sich nur davon ernährt. Aber das hat nichts mit irgendeinem Voodoo-Effekt zu tun, sondern damit, dass es praktisch unmöglich ist, mit Äpfeln oder Gurken auf einen Tagesbedarf von 10 000 kJ zu kommen.

Schieben wir also diesen Mythos beiseite und sehen wir uns die Daten in der Tabelle genauer an. Zunächst einmal fällt auf, dass der Effekt sehr stark vom aufgenommenen Nährstoff abhängt. Ein Joule, das in der chemischen Energie der Nahrung steckt, bleibt natürlich immer noch ein Joule. Aber das bezieht sich ja nur auf den Energie-Input. Die Tabelle zeigt, dass der Input einen Einfluss auf den Output hat: 100 kJ Joule führen je nach Nahrung auf der Output-Seite zu 2 bis 30 kJ Verdauungsverlust.

Für die Verdauung von Proteinen wird besonders viel Energie benötigt. Plakativ gesagt: Würde man die 10 000 kJ des täglichen Energiebedarfs nur über Eiweiß decken, dann gingen bei der Verdauung im Extremfall 3000 kJ (714 kcal) wieder verloren. Zwar ist die Energiebilanz noch lange nicht negativ, aber immerhin könnten Sie dann bis zu 30 Prozent der Nahrung quasi ungestraft zu sich nehmen. Auf diesem Effekt beruhen diverse Protein-Diäten. Sicher ist es nicht jedermanns Sache, sich nur von T-Bone-Steaks, Hummer und Eiklar zu ernähren – quasi Trennkost total. Abgesehen von der sehr eintönigen Ernährung hat die Sache noch einen physiologischen Haken.

Ich habe ja schon erwähnt, dass es Richtwerte der Ernährungsmediziner gibt, wie die Nahrung zusammengesetzt sein soll. Man sollte maximal 20 Prozent des täglichen Energiebedarfs über Proteine decken. Ein zu hoher Prozentsatz kann über längere Zeit zu gesundheitlichen Problemen führen, weil er die Nieren belastet und sogar zu Gicht führen kann. Sie wären dann in bester Gesellschaft mit Odysseus, Kant oder Wallenstein. Erstrebenswert ist dieser Zustand trotzdem nicht. Übrigens kann man der Tabelle auch entnehmen, dass Alkohol zu einer ähnlich starken Verdauungswärme führt. Natürlich ist von einer Alkohol-Diät aus verständlichen Gründen noch mehr abzuraten.

Interessant ist auch die Zahl in der letzten Zeile der Tabelle. Wenn die Kohlenhydratspeicher voll sind, werden die überschüssigen Kohlenhydrate in Fett umgewandelt und in die Depots verschoben. Diese Umwandlung kostet aber *nochmals* 24 Prozent der in den Kohlenhydraten befindlichen Energie. Es wäre demnach aus Sicht der Energiebilanz sogar günstig, wenn man mehr Kohlenhydrate zu sich nimmt, als man eigentlich braucht, womit der Low-Carb-Fraktion etwas der Wind aus den Segeln genommen wird.

An dieser Stelle möchte ich noch ein Thema abschließen, das ich weiter vorne begonnen habe. Der Verdauungsverlust hat nichts damit zu tun, dass Nahrung unverdaut wieder ausgeschieden wird. Das ist zwar auch ein Verlust bei der Verdauung, dieser findet aber bereits auf der Input-Seite statt (Abb. 33). Diesen Effekt habe ich Input-Verlust genannt. Sie erinnern sich: Der Mensch ist ein Donut!

29. WIE ENTKOMMT MAN DEM SÄBELZAHNTIGER?

Wenn der Körper Energie benötigt, stehen ihm verschiedene Mechanismen zur Verfügung, die ich im Folgenden kurz ansprechen möchte. Wir werden diese für spätere Überlegungen und Abschätzungen benötigen. Der Energiestoffwechsel des Körpers kann mitunter erschreckend kompliziert sein, deswegen werde ich die Fakten stark herunterbrechen und nur das erwähnen, was für unsere Zwecke wichtig ist, damit das Kapitel nicht zu einer unnötigen sportwissenschaftlichen Vorlesung ausartet.

Der Großteil der Energie, die Ihr Körper Tag und Nacht freisetzt, kommt aus der Verbrennung von Fetten. Diese werden vor allem dann abgebaut, wenn Ihre körperliche Leistung gerade niedrig ist. Wenn Sie die Belastung steigern, erhöht sich der Beitrag durch die Kohlenhydrate. Wird die Belastung noch größer, kommt es zu einem Sauerstoffengpass. Dann muss Ihr Körper die Kohlenhydrate ohne Sauerstoff zerlegen – man spricht deshalb auch vom anaeroben Stoffwechsel –, und es entsteht die berüchtigte Milchsäure, die Sie relativ bald zum Abbruch der Belastung zwingt. Wenn Sie schon einmal schwere Milchsäurebeine gehabt haben, wissen Sie, wovon ich spreche. Es gibt eine weitere Variante für noch intensivere Belastungen, die etwa beim Springen, bei Sprints oder auch bei intensivem Krafttraining mit Hilfe von Kreatinphosphat zum Tragen kommt. Auch diese Variante läuft ohne Sauerstoff ab; für unsere Überlegungen ist sie aber nicht wichtig. Die erwähnten Energiestoffwechselarten sind in Tabelle 11 zusammengefasst.

Warum ist der Energiestoffwechsel derart kompliziert? Warum gibt es zum Beispiel nicht nur *einen* Mechanismus? Sehen wir uns die Sache aus der Perspektive der Evolution an. Der Körper musste in der Lage sein, lang andauernde Leistungen zu erbringen, etwa beim tagelangen Latschen von einer Wasserstelle zur anderen. Er musste aber auch zu kurzfristigen Spitzenleistungen in der Lage sein, beispielsweise beim Kampf mit der Keule oder wenn man vor dem Säbelzahntiger flüchtete. Die Fettspeicher bergen einen enor-

ENERGIEBEREITSTELLUNG	RELATIVE LEISTUNG	THEORETISCHE DURCHHALTEZEIT	GRUND FÜR DEN ABBRUCH
Kreatinphosphat	12	6–8 Sekunden	leere Speicher
Kohlenhydrate ohne Sauerstoff	4	etwa 1 Minute	Milchsäure
Kohlenhydrate	2	etwa 1 Stunde	leere Speicher
Fette	1	beinahe unbegrenzt	psychische oder physische Erschöpfung

Tabelle 11: Möglichkeiten der Energiebereitstellung. Alle Angaben sind als Richtwerte zu sehen.[41]

men Energievorrat, aber ihre relative Leistung bei der Verbrennung ist gering. Am anderen Ende des Spektrums ist die Leistung zwar um den Faktor 12 höher, aber die Zeit bis zum Abbruch der Belastung ist mit wenigen Sekunden begrenzt. Es gibt also gewissermaßen vier Gänge oder passenderweise Treibstoffarten, die aber im Gegensatz zum Auto auch gemischt gefahren werden können. Jede dieser Varianten hat ihre Vor- und Nachteile. Wäre der Energiestoffwechsel nicht so unterschiedlich angelegt, dann wären die Urmenschen entweder verdurstet oder vom Säbelzahntiger gefressen worden – etwas vereinfacht gesagt!

Kommen wir wieder zurück in die Gegenwart und sehen uns die relativen Leistungen in der zweiten Spalte genauer an. Natürlich ist hier wieder auf schöne Zahlen gerundet. Nehmen wir ein konkretes Beispiel: Wenn Sie so laufen, dass eine Unterhaltung noch möglich ist, arbeiten Sie überwiegend im Fettstoffwechsel. Rein theoretisch können Sie dann so lange laufen, bis die Fettspeicher leer sind, und das wäre wirklich sehr weit. Untrainierte müssen in der Praxis natürlich nach kurzer Zeit w. o. geben. Aber es gibt auch extreme Dauerbelastungen, etwa 24-Stunden-Läufe oder das noch viel extremere Race Across America mit dem Rad, bei dem die Teilnehmer fast 5000 km in mehr als sieben Tagen zurücklegen! Deshalb steht in der rechten Spalte, dass die Durchhaltezeit im Fettstoffwechsel beinahe unbegrenzt ist, denn sie hängt in hohem Maß von Trainingszustand und Willen ab.

Wenn Sie nun schneller laufen und gehörig ins Keuchen kommen, wird der Beitrag der Kohlenhydrate immer größer. Im reinen Kohlenhydratstoffwechsel wäre Ihre Leistung doppelt so groß wie im reinen Fettstoffwechsel. Das Tempo können Sie dann so lange aufrechterhalten, bis Ihre Kohlenhydratspeicher leer sind. Wenn das beim Marathonlauf passiert, kommt allerdings der Mann mit dem Hammer. Über den Daumen gepeilt kann man sagen, dass man im Kohlenhydratstoffwechsel etwa eine Stunde durchhalten kann, wenn man einigermaßen trainiert ist. Laufen Sie noch schneller, dann kommt es zu besagtem Sauerstoffengpass und es wird Milchsäure produziert. Bei sehr hohem Tempo muss daher der Abbruch bereits nach etwa einer Minute erfolgen.

Abb.42

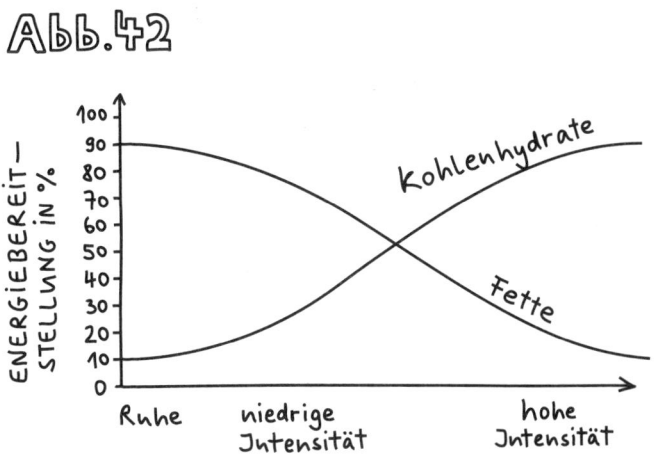

Schematische Darstellung der Energiebereitstellung bei unterschiedlich intensiven Belastungen.[42]

In der Realität gibt es niemals reinen Fett- oder reinen Kohlenhydratstoffwechsel, sondern es liegt immer eine Mischform vor

(Abb. 42). Während Sie dieses Buch lesen, arbeitet Ihr Körper mit Energie, die zu etwa 90 Prozent aus Fetten stammt. Wenn Sie aufstehen und sehr zügig zu laufen beginnen, dann verlagert sich der Stoffwechsel in den rechten Bereich des Diagramms, und Sie verbrennen überwiegend Kohlenhydrate. Dieser Zusammenhang zwischen Leistung und Stoffwechsel sowie die relativen Leistungen in der Tabelle sind die Botschaft, auf die es uns ankommt.

Nun sind wir bereit, um uns den größten Abnehm-Mythos aller Zeiten zur Brust zu nehmen. Es geht um das legendäre Fatburning! Was hat es damit auf sich?

30. JEDER SCHRITT ZÄHLT!

Man hört immer wieder, dass man die Fettpolster nur dann abbauen kann, wenn man sich dabei im Fettstoffwechsel befindet!
Fatburning also! Ja nicht zu schnell laufen, ja nicht zu intensives
Aerobic oder was gerade angesagt ist, weil man sonst im falschen
Stoffwechsel arbeitet. Alles war dann für die Katz' und man nimmt
kein Gramm Fett ab! Dieser Mythos ist der hartnäckigste, am meisten verbreitete und größte von allen. Er ist wohl deshalb unaus-
rottbar, weil es so zwingend logisch klingt: Fettabbau nur durch
Fettstoffwechsel – und Fettstoffwechsel bedeutet eben niedrige Intensität!

Warum ist diese Argumentation trotzdem ein Trugschluss? Ich
spoilere jetzt mal und nehme den Schluss vorweg: Wenn Sie im
Fettstoffwechsel sind, verbrennen Sie das Fett gleich während der
Belastung, wenn Sie im Kohlenhydratstoffwechsel sind, verbrennen
Sie das Fett nach der Belastung! Wie geht das aber im Detail?

Wenn sie mit niedriger Intensität und somit im Fettstoffwechsel
(Abb. 42 links) arbeiten, greift der Körper sofort auf den Fettspeicher zurück. Das muss man, glaube ich, nicht näher erläutern.
Wenn Sie mit hoher Intensität und somit im Kohlenhydratspeicher
arbeiten (Abb. 42 rechts), dann baut der Körper während des Sports
tatsächlich Kohlenhydrate ab und leert die Speicher. Jetzt sind aber
für unseren Körper leere Kohlenhydratspeicher eine Bedrohung,
und unser Organismus möchte den Speicher daher so schnell wie
möglich wieder auffüllen. Haben Sie durch eine intensive Belastung
die Kohlenhydratspeicher angeknabbert, ist nach dem Training der
Anteil der Fettverbrennung größer als normal[43]. Dadurch können
sich die Kohlenhydratspeicher leichter auffüllen. Nach etwa einem
Tag sind die Kohlenhydratspeicher wieder bis zum ursprünglichen
Wert gefüllt. Wenn aber der Kohlenhydratspeicher vorher und
nachher gleich groß ist, muss die gesamte Energie letztlich aus den
Fetten gekommen sein. Deshalb verbrennen Sie bei hoher Intensität die Fette nach der Belastung. Die Wege sind zwar unterschied-

lich, aber das Ergebnis ist dasselbe: Sie erzeugen eine negative Energiebilanz, die aus den Fettspeichern kommt! Und sie nehmen dadurch ab!

Es gibt auch noch ein sehr plakatives Hausverstands-Argument gegen diesen Mythos. Haben Sie schon einmal einen dicken Sprinter gesehen? Diese trainieren immer hochintensiv und daher *niemals* im Fettstoffwechsel. Und trotzdem können Sie durch intensives Lauf- und Krafttraining perfekt abnehmen. Usain Bolt mit Waschbärbauch? Undenkbar! Die negative Energiebilanz macht es möglich.

Mit dem Fatburning-Mythos ist auch gleich noch ein anderer Mythos gestorben, nämlich der vom »Abnehmpuls«. Man hört ja immer wieder, dass man nur dann abnimmt, wenn man sich in einem bestimmten Pulsbereich befindet. Ja nicht über 130 Schläge pro Minute, oder so ähnlich, mit der üblichen Begründung, dass man sonst im falschen Stoffwechsel ist. Nachdem aber der Fatburning-Mythos falsch ist, kann auch die Sache mit dem Abnehmpuls nicht richtig sein. Sie können natürlich durch Sport in jedem Pulsbereich abnehmen!

Weiters gibt es die Vorstellung, dass man mindestens 30 Minuten trainieren muss, damit man abnimmt. Nennen wir das den »30-Minuten-Mythos«. Täglicher Sport von, sagen wir, 5 oder 10 Minuten wäre zum Abnehmen demnach sinnlos. Begründet wird das damit, dass der Fettstoffwechsel erst nach einiger Zeit anspringen soll. Das ist sogar ein Doppelmythos. Erstens, weil ja der Stoffwechsel sowieso keine Rolle spielt. Zweitens ist es aber auch falsch, dass der Fettstoffwechsel erst anspringen muss. Je geringer die Belastung, desto höher ist dieser ja bereits (Abb. 42). Wenn Sie zum Beispiel sitzen, verbrennt Ihr Körper zu 90 Prozent Fette. Der Fettstoffwechsel ist also ständig so was von angesprungen, dass ein Mehr gar nicht drin ist!

Und zu guter Letzt gibt es in diesem Fehlvorstellungs-Paket auch noch den »Vor dem Frühstück laufen ist besser«-Mythos. Wo kommt dieser wieder her? Man kann tatsächlich messen, dass der

Körper bei Sport vor dem Frühstück mehr Fette verbrennt als danach (Abb. 43). Das liegt, wie schon erwähnt, daran, dass Ihr Organismus mit Kohlenhydraten sparsamer umgeht, wenn diese weniger zur Verfügung stehen, und das ist eben vor dem Frühstück und da wieder vor allem in der Leber der Fall. Damit zu argumentieren, dass man mit Sport vor dem Frühstück besser abnehmen kann, fällt aber in die Kategorie *gefährliches Halbwissen*, weil es wieder einmal nur auf die Energiebilanz ankommt. Wer außerdem jemals probiert hat, eine längere Sporteinheit vor dem Frühstück einzuschieben, lässt sowieso meist wieder die Finger davon. Mit knurrendem Magen und unterzuckert zu laufen, fühlt sich wirklich nicht besonders an! Dass Profis diese Methode anwenden hat einen anderen Grund: Wenn sie vor dem Frühstück Ausdauer trainieren, dann erleichtert ihnen das, gezielt den Fettstoffwechsel zu trainieren.

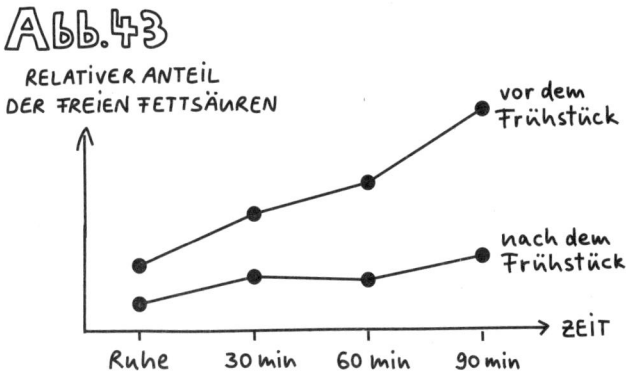

Abb. 43

RELATIVER ANTEIL
DER FREIEN FETTSÄUREN

vor dem
Frühstück

nach dem
Frühstück

ZEIT

Ruhe   30 min   60 min   90 min

Bei Sport vor dem Frühstück befinden sich im Blut mehr freie Fettsäuren. Diese sind Bestandteile von Fetten. Das gibt einen Rückschluss darauf, dass auch mehr Fette verbrannt werden. Abnehmen kann man dadurch natürlich nicht besser![44]

Wir haben also mithilfe von Energieerhaltung und Energiebilanz gleich vier Mythen auf einmal erlegt. 4:0 für die Physik! Ich finde das überaus befriedigend! Aus dem bisher Gesagten können Sie etwas äußerst Wichtiges herausdestillieren. Sie müssen beim Abnehmen durch Bewegung keinen Puls beachten, keine Mindesttrainingszeit, keinen Stoffwechsel, kein vor oder nach dem Essen. Sie brauchen kein kompliziertes System und keine sauteure Pulsuhr – außer Sie sind verspielt. Sie brauchen nur Aktivität! Wann immer Sie zusätzliche Bewegung machen, geht diese sofort in die Energiebilanz ein. Jeder Schritt zählt! Genau so, wie auf einem Bankkonto jeder Euro zählt, auch wenn Sie diese nacheinander einzahlen und nicht auf einmal. Wenn sich in Summe die abgeflossene Energie auf 30 000 kJ summiert hat, dann haben Sie 1 kg Körperfett abgebaut. Ist das nicht eine famose Nachricht!?

Nachdem man jahrzehntelang hören konnte, dass man Sport zum Abnehmen mit geringer Intensität durchführen soll, gab es vor einiger Zeit einen Schwenk. Einen Paradigmenwechsel, wie man schlauer klingend sagen könnte. Punkto Abnehmen wird nun eher das intensive Training empfohlen, und dafür gibt es zwei Gründe. Der erste Vorteil kommt dann zum Tragen, wenn Sie eine Sporteinheit auf Zeit durchführen, also zum Beispiel ein Workout für eine Stunde planen. Wenn Sie in dieser Zeit intensiver arbeiten, setzen Sie logischerweise mehr Energie um und erreichen Ihr gestecktes Ziel daher auch früher.

Es gibt aber noch einen zweiten Grund, den man den Nachbrenneffekt nennt. Damit ist nicht gemeint, dass Chili noch ein zweites Mal brennt, sondern dass es noch einige Zeit nach einer Belastung zu einem erhöhten Energieumsatz kommt. Das ist generell so. Nun haben Untersuchungen gezeigt, dass der Nachbrenneffekt größer wird, wenn die Belastung intensiver war. Der Effekt ist noch nicht ganz verstanden, aber das spielt auch keine Rolle. Unter dem Strich zählt, dass man nach intensiven Belastungen mehr Energie umsetzt als nach lockeren. Das gilt übrigens auch für das Krafttraining. Bei diesem baut man mit etwas Glück auch Muskeln auf, die den Grundumsatz heben. Man sollte angesichts des Nachbrenneffekts allerdings nicht in enthusiastischen Taumel ausbrechen. Tatsächlich handelt es sich dabei um eine Auswirkung, die in der Größenordnung um 10 Prozent liegt (>>i Gratiskilometer). Der

Hauptanteil des Energieumsatzes liegt also immer in der eigentlichen Aktivität. Aber natürlich kann man dadurch in Summe das Abnehmen unterstützen.

Ich muss das mit der Intensität allerdings noch ein bisschen relativieren. Auf lange Sicht betrachtet sollten Sie nicht bei jeder Einheit drauflosbrettern, sondern auch leichte, entspannende Einheiten einplanen. Wenn Sie immer mit hochrotem Kopf und verkniffenem Gesicht Sport betreiben, werden Sie bald den Spaß daran verlieren und wieder aufhören. Wenn Sie also an Nachhaltigkeit interessiert sind, sollten Sie es etwas ruhiger angehen, weil das in Summe mehr bringt. An der Aussage, dass *eine* intensive Einheit einer wenig intensiven überlegen ist, ändert sich dadurch natürlich nichts.

31. UNSER FREUND, DER WIRKUNGSGRAD

Stellen Sie sich vor, Sie sitzen auf einem Fahrradergometer. Das sind diese Standräder, die man aus Fitnessstudios oder vom Sportarzt kennt. Das Ergometer zeigt, dass Sie gerade mit 100 W radeln. Welche Leistung bringt ihr Körper in diesem Moment? Sie werden jetzt sagen, dass das eine saublöde Frage ist, weil ja die Leistung am Ergometer angezeigt wird. Aber in dieser Schlussfolgerung liegt ein Hund begraben, und den sehen wir uns genauer an.

Energie muss ja immer erhalten bleiben, aber Sie kann gewissermaßen das Gefäß wechseln, in dem sie sich befindet. Immer dann, wenn eine Energieumwandlung stattfindet, die Energie also ihr Gefäß wechselt, wird zwangsläufig ein gewisser Teil der ursprünglichen Menge in thermische Energie umgewandelt. Das Ausmaß der Wärmeproduktion wird durch den Wirkungsgrad beschrieben. Er hat den kleinen griechischen Buchstaben Eta (η). Der Wirkungsgrad gibt das Verhältnis von Nutzen zu Aufwand an. Beim Radfahren wäre der Nutzen die Bewegung und der Aufwand der Umsatz an Energie im Inneren des Körpers. Statt von Nutzen und Aufwand könnte man auch von Netto- und Bruttoenergie sprechen. Der Wirkungsgrad in Prozent wird so berechnet:

$$\eta = \frac{\text{Nutzen}}{\text{Aufwand}} \cdot 100 = \frac{\text{Nettoenergie}}{\text{Bruttoenergie}} \cdot 100$$

In Tabelle 12 sind Beispiele für die Effizienz von Energieübertragungen angegeben. Wenn Sie verschiedene Bücher ansehen, dann werden Sie etwas unterschiedliche Werte finden. Das liegt daran, dass es bei den Messungen auf die Rahmenbedingungen ankommt. Sehen Sie daher die angegebenen Zahlen wie immer als Richtgrößen an.

Weil bei jedem Prozess der Energieübertragung zumindest ein kleiner Prozentsatz als Wärme verloren geht, muss η immer kleiner als 100 Prozent sein. Sogar eine »ideale Maschine«, die gar keinen Wärmeverlust hat, ist also in der Praxis unmöglich. Ein Perpetuum mobile ist daher – falls man das sagen darf – noch unmöglicher, denn dieses müsste einen Wirkungsgrad von über 100 Prozent haben. Die Nettoenergie, die aus einem solchen Gerät herausflösse, müsste größer sein als die Bruttoenergie, die im Gerät umgesetzt wird. Es müssten dazu Joule vom Himmel fallen, und dieses Wunder verbietet der Energieerhaltungssatz.

SYSTEM	η	BRUTTOENERGIE → NETTOENERGIE
Perpetuum mobile (unmöglich)	> 100 %	
ideale Maschine (unmöglich)	100 %	
Elektromotor	95 %	elektrisch → mechanisch
Batterie	90 %	chemisch → elektrisch
Wärmekraftwerk	30–45 %	radioaktiv → mechanisch
Solarzelle	5–40 %	Licht → elektrisch
Ottomotor	20–35 %	chemisch → mechanisch
Mensch	**0–30 %**	**chemisch → mechanisch**
Leuchtdioden (LEDs)	40–40 %	elektrisch → Licht
herkömmliche Glühlampe	5 %	elektrisch → Licht
historische Dampfmaschinen	0,5–3 %	chemisch → mechanisch

Tabelle 12: Einige Beispiele für den Wirkungsgrad bei verschiedenen Energieumwandlungen. Diese Zahlen sind als Richtwerte zu sehen, weil η stark von den Rahmenbedingungen abhängig ist.[46]

Uns interessiert natürlich vor allem die »Maschine Mensch«. Diese hat einen Wirkungsgrad, der im günstigsten Fall bei etwa 30 Prozent liegt. Der Mensch liegt damit im oberen Bereich eines Ottomotors! Nachdem der Mensch eine selbst wachsende Bio-Maschine ist und auch nicht nachträglich getuned, finde ich diesen Wert sehr beachtlich. Historische Dampfmaschinen etwa hatten einen Wirkungsgrad von wenigen Prozent, waren also quasi Heizungen mit ein wenig Bewegung. Verglichen mit diesen ist der Mensch zehnmal so effizient.

Warum ist der Wirkungsgrad für unsere Betrachtungen so wichtig? Wenn wir den Energieumsatz bei Bewegungen abschätzen, wollen wir ja auch wissen, wie viel wir damit abnehmen können. Wir sind deshalb natürlich an der Bruttoenergie interessiert, also an der chemischen Energie, die im Körper tatsächlich umgesetzt wird. Nehmen wir daher den Wirkungsgrad bei Bewegungen genauer unter die Lupe. Im Fall der Muskelarbeit wäre die Nettoenergie die äußere mechanische Energie, die der Mensch durch Bewegung oder Hebung aufbringt, und die Bruttoenergie die chemische Energie, die er dazu umsetzen muss:

$$\eta = \frac{\text{äußere Muskelarbeit (Nettoenergie)}}{\text{im Muskel umgesetzte chemische Energie (Bruttoenergie)}} \cdot 100$$

In Tabelle 13 sind einige Beispiele des Wirkungsgrads bei verschiedenen Tätigkeiten aufgelistet. Der Wirkungsgrad für einen einzelnen Muskel liegt bei 35 Prozent. Das ist aber eher ein theoretischer Wert, der in der Praxis nicht oder nur kaum erreicht wird. Für den gesamten Menschen beträgt der Wirkungsgrad, wie wir schon gesehen haben, maximal 30 Prozent, und zwar beim leichten Bergaufgehen. Schraubenzieher drehen hingegen ist sehr uneffizient. Das liegt daran, dass man sehr viel Haltekraft mit dem Unterarm aufwenden muss. Weil diese Betätigung aber zum Abnehmen sowieso eher ungeeignet ist, richten wir unser Hauptaugenmerk auf Radfahren, Laufen, Gehen und Treppensteigen.

Bei all dem darf man nicht den Wirkungsgrad mit der Anstrengung verwechseln. Der Wirkungsgrad gibt den relativen Wert der Energie an, die genützt werden kann, er sagt aber nichts über den absoluten Energieumsatz aus. So ist zwar Bergauflaufen anstrengender als Bergaufgehen, hat aber einen geringeren Wirkungsgrad.

TÄTIGKEIT	η
einzelner Muskel	35 %
bergauf gehen bei 5° Neigung	30 %
in der Ebene gehen	27 %
Radfahren	25 %
Treppensteigen	23 %
Laufen	20 %
auf Leiter steigen	12 %
Schraubenzieher drehen	5 %
Halten von Gegenständen, Sitzen, Stehen	0 %

Tabelle 13: Beispiele für maximale Wirkungsgrade bei verschiedenen Tätigkeiten, die in der Literatur angegeben sind.[47] Die Zahlen sind als Richtwerte zu sehen.

Ich fasse diese Tätigkeiten jetzt einmal unter dem Begriff Ausdauerleistungen zusammen, auch wenn das auf das Treppensteigen nur eingeschränkt zutrifft – außer Sie sind Leuchtturmwärter. Sie sehen, dass bei Ausdauerleistungen der Wirkungsgrad bei 20 bis 30 Prozent liegt. Umgekehrt gehen also 70 bis 80 Prozent der Energie direkt als Wärme verloren. Das Energieflussdiagramm des Menschen sieht daher so aus wie in Abb. 44.

Kommen wir zur eingangs gestellten Frage zurück. Das Ergometer zeigt, dass Sie gerade mit 100 W radeln. Welche Leistung bringt Ihr Körper in diesem Moment? Das Ergometer zeigt die mechanische Leistung an, die auf ihm absolviert wird. Es zeigt die Nettoenergie pro Zeit an. Diese beträgt beim Radfahren 25 Prozent. Sie müssen innendrin aber die vierfache Energie umsetzen. Ihre innere Leistung beträgt daher 400 W, und auf diese kommt es beim Abnehmen an. Der Wirkungsgrad ist zwar eine lästige Eigenschaft des Universums, aber beim Abnehmen ist er unser Freund. Weil er bei Ausdauerleistungen über den Daumen gepeilt etwa 25 Prozent be-

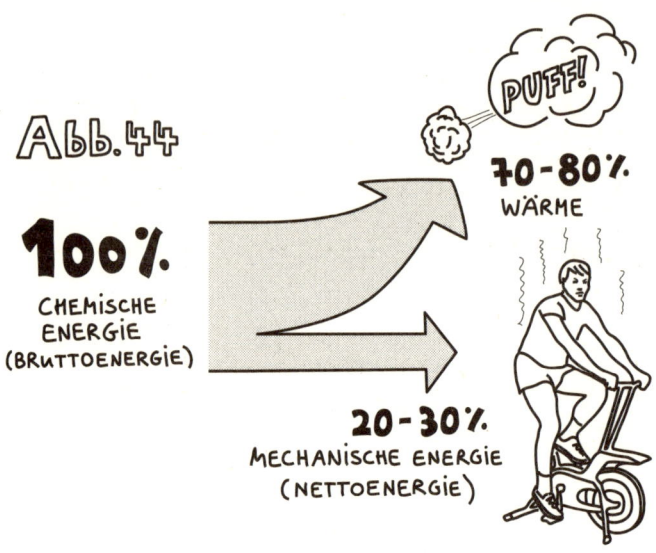

Flussdiagramm der Energie bei sportlichen Bewegungen. Netto- durch Bruttoenergie mal 100 gibt einen Wirkungsgrad von 20 bis 30 Prozent.

trägt, geht das Abnehmen nämlich viermal so schnell wie ohne Wärmeverluste, und das ist für uns erfreulich.

Bei den Angaben der Leistungen im Alltag werden oft brutto und netto vermischt (>>i Leistungsvermischung). Für das Abnehmen spielt aber immer die Bruttoleistung eine Rolle. Diese kann zum Beispiel durch den Sauerstoffverbrauch ermittelt werden, also durch die indirekte Kalorimetrie, weil man dabei ja gleich die innere Leistung misst. Wenn ich im Folgenden von Leistung oder von Energieumsatz spreche, dann meine ich damit immer die für uns wichtigen Bruttowerte. Wenn ich tatsächlich die Nettowerte meine, dann schreibe ich das extra dazu. Die Zahlen werden Ihnen dadurch eventuell ungewohnt hoch erscheinen. Wenn im Sport die Leistung angegeben wird, dann sind nämlich die Nettowerte üblich, wie eben die 100 W, die man am Fahrradergometer ablesen kann.

In Abb. 45 sehen Sie eine veraltete Glühbirne und den schnittigen De Lorean DMC 12 aus dem Film »Zurück in die Zukunft«. Die Leistung der Glühbirne ist mit 100 W angegeben, die des Sportwagens (leicht aufgerundet) mit 100 kW.

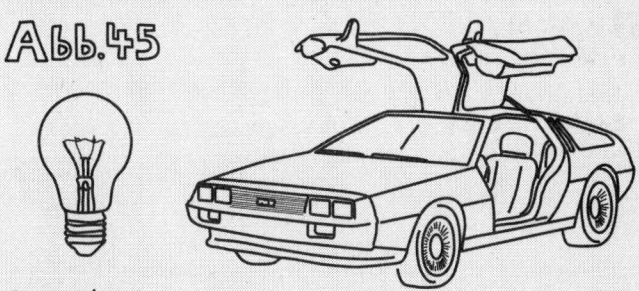

Abb.45

GLÜHBIRNE
Bruttoleistung: 100 W
Nettoleistung: 5 W

DE LOREAN
Bruttoleistung: 300–500 kW
Nettoleistung: 100 kW

Eine Glühbirne und ein De Lorean DMC 12.

Auf den ersten Blick sehen die Angaben unauffällig aus. Tatsächlich sind sie aber ein gutes Beispiel für die im Alltag vorkommende Vermischung von Brutto- und Nettoleistung. Bei der Glühbirne ist die Bruttoleistung angegeben. 100 W oder 100 J/s ist die Energie, die tatsächlich in der Glühbirne umgesetzt wird und die vom elektrischen Strom kommt. Die Nettoleistung, also die Lichtabgabe, beträgt bei einer 100-W-Birne nur schmächtige 5 W. Deswegen wurden diesen Glühbirnen in der EU auch schon vor Jahren verboten. Beim De Lorean ist aber, wie bei jedem anderen Auto, die Nettoleistung angegeben, also das, was er tatsächlich über die Räder auf die Straße bringt. Weil der Wirkungsgrad bei einem Motor zwischen 20 und 35 Prozent liegt, ist die tatsächliche Leistung, also die Bruttoleistung des Motors, drei- bis fünfmal so groß und liegt beim De Lorean bei 300 bis 500 kW. Der Bugatti Chiron Super Sport, den wir in Kapitel 9 bewundert haben (siehe Abb. 16), hätte eine innere Leistung von sogar 5880 kW! Wow!

32. KANN MAN SICH SCHLANK STEHEN?

In manchen Büchern und auf diversen Internet-Seiten findet man Angaben, wie viel Energie man beim Stricken, beim Fenster- oder Schuhe-Putzen, beim Betten-Abziehen, beim Bügeln oder beim Spielen mit den Kindern umsetzt – und noch viele andere Kuriositäten. Herumtollen mit dem Hund soll 1231 kJ pro Stunde bringen, Einkäufe nach Hause tragen sogar 2299 kJ! Solche Angaben sind, sehr höflich gesagt, kompletter Mumpitz.

Erstens gaukeln sie eine Genauigkeit vor, die es niemals geben kann, weil Tätigkeiten logischerweise sehr stark davon abhängen, *wie* man sie durchführt. Es kommt zum Beispiel darauf an, ob der Hund ein fauler Chihuahua ist oder ein unausgelasteter Husky und ob Sie Single sind oder die Einkäufe für eine sechsköpfige Familie erledigen. Die Angabe solcher Daten sind also etwa so sinnvoll, als würde man behaupten, jedes Auto braucht 7,92 l Benzin auf 100 km.

Zweitens hängt der Energieumsatz immer auch von der Masse ab. Der Umsatz im Liegen kann grob über den Grundumsatz abgeschätzt werden, und dieser hängt ja von der Masse ab. Beim Laufen, Gehen oder Stiegensteigen ist diese Abhängigkeit ebenfalls offensichtlich, weil dabei der Körper gehoben wird. Aber auch beim Stehen oder Sitzen spielt die Masse eine Rolle, weil die Haltemuskulatur, wenn man mehr wiegt, auch stärker arbeiten muss. Deshalb sind Angaben für den Leistungsumsatz nur sinnvoll, wenn man die Körpermasse einbezieht.

Und drittens ist ja oft weniger der Umsatz selbst, sondern der *Mehr*umsatz im Vergleich zum Liegen oder Sitzen interessant. Natürlich setzt man beim Stricken Energie um, aber vor allem deshalb, weil man dabei sitzt, und nicht, weil man ein bisschen mit den Nadeln wackelt. Der Energieumsatz beim Bügeln kommt vor allem durch das Stehen zustande. Da könnte man auch gleich den Umsatz beim Fernsehen oder beim Schlafen angeben und frohlocken. Ich habe ja schon ausgerechnet, dass man über Nacht etwa 60 bis

90 g Fettgewebe verbrennt. Aber diese Angabe ist natürlich völlig belanglos, weil das sowieso von selbst passiert und Ihnen nicht beim Abnehmen hilft. Interessant ist, was eine bestimmte Tätigkeit *mehr* als Liegen oder Sitzen bringt.

Zusammenfassend kann ich also wieder einmal sagen: Vergessen Sie das alles! Solche Tabellen sind sinnlos! Wir werden im Folgenden mithilfe der Physik seriöse Abschätzungen von gewissermaßen standardisieren Aktivitäten durchführen und uns der Reihe nach ansehen, wie viel Energie man damit umsetzen kann. An manchen Stellen werde ich medizinische Daten zu Hilfe nehmen. Ich werde das Augenmerk auch auf Alltagsaktivitäten wie Stehen, Gehen oder Stiegensteigen richten. Anhand dieser »banalen« Tätigkeiten lässt sich sehr gut zeigen, wie man en passant zusätzliche Energie umsetzen kann.

Eine wichtige Sache muss ich noch vorweg anbringen. Man kann mit solchen Abschätzungen generell nur das Abnehm*potenzial* der verschiedenen Aktivitäten ermitteln. Ob es Ihnen tatsächlich glückt, abzunehmen, hängt davon ab, ob es Ihnen gelingt, alles andere beim Alten zu lassen. Wenn Sie zum Beispiel beginnen, Sport zu machen, auf der anderen Seiten aber dann weniger zu Fuß gehen als früher und mehr essen, kann der Effekt zunichtegemacht werden, ja, sogar in die Gegenrichtung ausschlagen.

Fangen wir am unteren Rand des Spektrums an, dem Grundumsatz. Weil wir alles auf diesen beziehen, verpasse ich ihm den Wert 1. Den Grundumsatz kann man über den Daumen gepeilt auch mit dem Umsatz im Liegen gleichsetzten. Alles, was über das Liegen hinausgeht, zählt bereits zum Leistungsumsatz. Beim Sitzen muss man die Haltemuskeln anspannen, damit man nicht zusammensackt und vom Sessel rutscht. Weil keine Bewegung stattfindet, kann man die Leistung nicht mithilfe der Physik abschätzen. Ich muss also auf medizinische Daten zurückgreifen, die durch die Messung des Sauerstoffverbrauchs eruiert wurden.

Natürlich gibt es verschiedene Stile. So manch einer liegt beim Fernsehen ja schon mehr als er sitzt. Mithilfe der indirekten Kalorimetrie kann man aber abschätzen, dass die Leistung beim »normalen« Sitzen gegenüber dem Liegen auf etwa 140 Prozent ansteigt.[48] Das bedeutet, dass man den Grundumsatz mit 1,4 multiplizieren muss, um auf den Umsatz beim Sitzen zu kommen.

Vergleichen wir das jetzt mit dem Stehen. Dabei müssen Sie in Ermangelung einer Rückenlehne nicht nur die Rumpfmuskeln stärker anspannen als beim Sitzen, sondern zusätzlich auch die Beinmuskeln, damit Sie nicht wie ein nasser Sack in sich zusammenfallen. Weil auch hier keine Bewegung stattfindet, muss man wieder auf den Sauerstoffverbrauch zurückgreifen. Auf diese Weise kann man abschätzen, dass der Gesamtumsatz im Stehen etwa doppelt so groß ist wie im Liegen[49], die Leistung also bereits auf 200 Prozent ansteigt.

Die beiden Ergebnisse sind in Tabelle 14 an zwei Beispielen zusammengefasst. Sie sehen, dass der Unterschied zwischen Sitzen und Stehen beträchtlich ist. In unserem Beispiel muss die Frau 37 W dazuschalten, der Mann sogar 56 W. Ich finde das Ergebnis schon etwas überraschend!

	REL. LEISTUNG	FRAU 60 KG	MANN 80 KG
Liegen (Grundumsatz)	1	62 W	93 W
Sitzen	1,4	87 W	130 W
Stehen	2	124 W	186 W
Differenz Sitzen/Stehen	0,6	37 W	56 W
Steh-Stunden, um 1 kg Fett abzunehmen		225 h	149 h

Tabelle 14: Abschätzungen für die Leistungen im Liegen, Sitzen und Stehen im Vergleich. Der Wert beim Liegen wurde mit dem Grundumsatz gleichgesetzt. Dazu wurde die Faustregel aus Kapitel 25 genommen.

Nachdem wir jetzt die Watt haben, kann wieder die Physik übernehmen. 1 Watt ist ja 1 Joule pro Sekunde. Man kann daher die Zeit abschätzen, damit sich der Mehrumsatz im Vergleich mit dem Sitzen auf 1 kg Fett summiert. Die Zahlen liegen grob gesehen bei 150 bis 230 Stunden (siehe letzte Zeile in Tabelle 14) und zeigen, dass Abnehmen durch Stehen eine verdammt zähe Sache ist. Aber natürlich nimmt sich auch niemand ernsthaft vor, sich schlank zu stehen. Und man muss es außerdem so sehen: Stehen ist ein Puzzlestein in der gesamten Energiebilanz. Der Aktivitätsunterschied zeigt sich auch im PAL (siehe Kapitel 27, Tabelle 8). Dort haben wir ja zwischen »ausschließlich sitzender« und »sitzender Tätigkeit« unterschieden, und das Wörtchen *ausschließlich* macht eine ganz PAL-Klasse nach unten aus. Wenn man in seinem Job zum Beispiel jeden Tag 8 Stunden steht, hat man schon nach wenigen Wochen 1 kg zusätzlich verbrannt, übers Jahr würde sich das locker auf 10 kg summieren. Sie sehen wieder einmal das Kleinvieh! Wenn Sie keinen stehenden Job haben, könnten Sie zum Beispiel versuchen, jeden Tag eine halbe Stunde Stehen einzubauen, etwa wenn Sie öffentlich unterwegs sind. Der Mehrumsatz hat auf jeden Fall das Potenzial, dass Sie in rund einem Jahr 1 kg Fett verlieren. Aber zugegeben, auch das ist sehr langwierig!

Sitzen und Stehen sind quasi »statische Aktivitäten«. Natürlich ist das in gewisser Weise ein Widerspruch, und der Ausdruck somit ein Oxymoron. Aber nicht nur semantisch, auch physikalisch ist es eigentlich paradox. Es wird beim Stehen und Sitzen ja nichts gehoben und nichts beschleunigt. Warum kommt es dann trotzdem zu einem Energieumsatz? Ein Tisch oder ein Sessel müssen nicht nach einer gewissen Zeit Nahrung zu sich nehmen, damit sie nicht umfallen. Wird da jetzt nicht irgendwie der Energieerhaltungssatz verletzt?

Nein, natürlich nicht! Diese scheinbare Paradoxie kann man aufklären, wenn man einen Blick in den Muskel hinein wirft (Abb. 46). Bei extremer Vergrößerung werden die Proteinfäden sichtbar, die man auch Filamente nennt. Diese stellen den Großteil des Proteinspeichers im Körper dar und sollten daher durch Aktivität gut gehegt und gepflegt werden. Entwickelt der Muskel Kraft, dann heften sich die Myosinköpfchen an das Aktin, kippen um, zie-

Abb.46

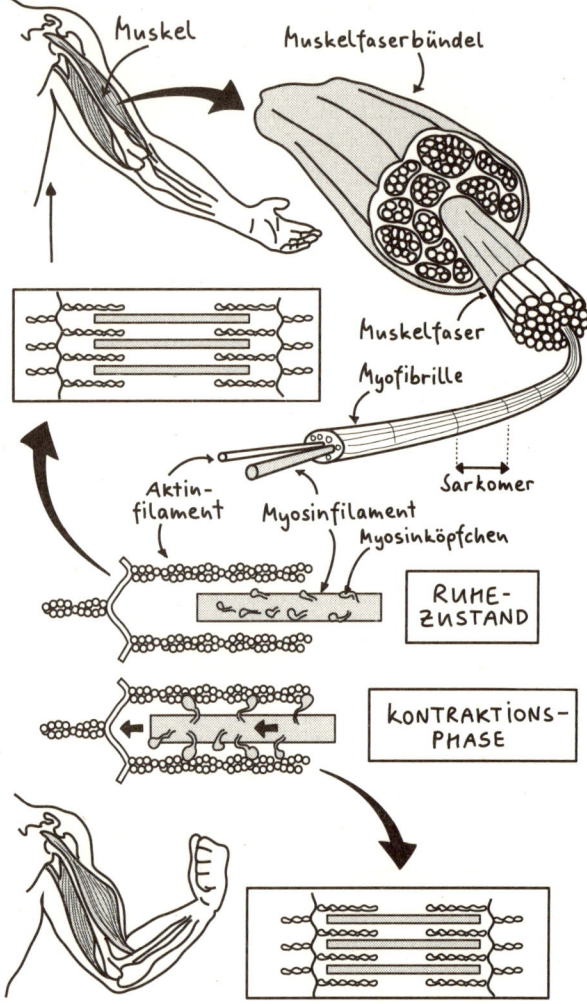

Muskel

Muskelfaserbündel

Muskelfaser

Myofibrille

Aktin-filament

Myosinfilament

Myosinköpfchen

Sarkomer

RUHE-ZUSTAND

KONTRAKTIONS-PHASE

Blick in die Struktur eines Muskels. Im Wesentlichen besteht dieser aus zwei Arten von Proteinfäden, die teleskopartig ineinandergleiten können. Wenn der Muskel Kraft entwickelt, hanteln sich die Myosinköpfchen quasi am Aktin entlang.

hen sich dabei ein kleines Stückchen weiter, lösen sich wieder ab, und so weiter und so fort.

Das passiert einige Dutzend Male pro Sekunde, und zwar auch dann, wenn sich der Muskel nicht zusammenzieht, sondern angespannt seine Länge beibehält, wie das eben bei der Haltemuskulatur der Fall ist. Für dieses furiose Hin und Her der Köpfchen wird chemische Energie benötigt, auch wenn sich der Muskel rein äußerlich nicht bewegt. Das heißt, es gibt innendrin sehr wohl jede Menge Bewegung, und deshalb ist der Begriff »statische Aktivität« tatsächlich gerechtfertigt. Der Wirkungsgrad beträgt aber 0 Prozent, weil es keine äußere Bewegung gibt.

33. SCHRITT FÜR SCHRITT

Wenn Sie nicht zufällig einen stehenden Beruf ausüben, ist Sich-schlank-Stehen sehr langwierig, da sind wir uns wahrscheinlich einig. Sehen wir uns also an, was es an Alltagsaktivitäten gibt, die intensiver sind und somit schneller zum Erfolg führen. Da wäre zunächst einmal das Gehen. Bei dieser Leistungsabschätzung kann man physikalisch aus dem Vollen schöpfen. Es ist nämlich so, dass bei jedem Schritt der Körperschwerpunkt ein wenig gehoben wird (Abb. 47). Man schaukelt beim Gehen also auf und ab. Natürlich gibt es verschiedene Gehstile, manche davon sind ziemlich ulkig! Messungen zeigen jedoch, dass 3 cm für diese Schaukelbewegung eine vernünftige Schätzung sind, und mit diesem Wert kann man die Leistung beim Gehen abschätzen. Diese hängt weiters von der Masse, der Gehgeschwindigkeit und der Schrittlänge ab. Zusätzlich muss man sich aber auch noch aufrecht halten. Salopp gesagt setzt sich somit die Leistung beim Gehen aus einer Steh- und einer Hebeleistung zusammen, wobei aber Letztere den größeren Anteil ausmacht.

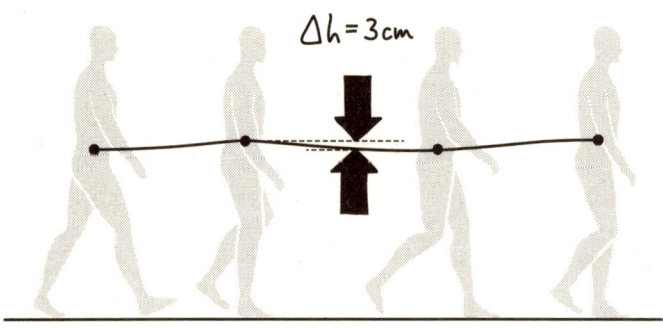

Der Körperschwerpunkt wird bei jedem Schritt ein wenig gehoben. Das verursacht den Großteil des Energieaufwandes beim Gehen.

Die Arbeit, die man zum Heben aufwenden muss, nennt man Hebearbeit (W_H), die Energie, die man dadurch speichert, potenzielle Energie (E_P):

$$W_H = E_P = mgh$$

In dieser Formel ist m die Masse unseres Körpers und h die Hebehöhe in Metern. In unserem Fall beträgt diese 3 cm oder 0,03 m pro Schritt. g ist die Erdbeschleunigung. Der exakte Wert in unseren Breiten beträgt 9,81 m/s², aber ich runde ich auf 10 m/s² auf, weil das einfach die hübschere Zahl ist, und der Fehler nur 2 Prozent beträgt. Nun muss man nur noch wissen, dass Leistung Arbeit pro Zeit ist. Die Hebeleistung P_H beim Gehen ist also die Hebearbeit W_H pro Schrittdauer t oder:

$$P_{H\,netto} = \frac{W_H}{t} = \frac{mgh}{t}$$

Natürlich ist es praktischer, nicht die Schrittdauer einzusetzen – wer weiß die schon –, sondern die Gehgeschwindigkeit. Generell gilt: Geschwindigkeit v ist Weg s pro Zeit t oder $v = s/t$. Der Weg ist in unserem Fall die Schrittlänge, die Zeit die Schrittdauer. Wenn man umformt, erhält man $t = s/v$, also: Schrittdauer ist Schrittlänge durch Gehgeschwindigkeit. Wenn man das in die Formel oben einsetzt, bekommt man:

$$P_{H\,netto} = \frac{mgh}{\frac{s}{v}} = \frac{vmgh}{s}$$

Aber wir dürfen die Rechnung nicht ohne den Wirt machen, und in unserem Fall ist der Wirt der Wirkungsgrad. Dieser beträgt beim Gehen 25 Prozent. Um also auf die Bruttoleistung zu kommen, muss man den oben berechneten Wert mit dem Faktor 4 multiplizieren, weil wir innendrin 4-mal so viel leisten müssen:

$$P_{H\,brutto} = \frac{4\,vmgh}{s}$$

Jetzt sind wir fast fertig. Wir müssen nur noch zur Hebeleistung die »Stehleistung« addieren. Diese entspricht dem doppelten Grundumsatz P_0. In Summe erhalten wir daher für die Gehleistung:

$$P_{gehen} = 2\,P_0 + \frac{4\,vmgh}{s}$$

Mithilfe all dieser Überlegungen kann man eine Gleichung für die Gehleistung ableiten (>>i Auf und Ab). In Abb. 48 sehen Sie die damit berechneten relativen Leistungen beim Gehen anhand von zwei Beispielen. Ich habe dafür eine Schrittlänge von 0,7 m angenommen. Wenn diese etwas kürzer ist, erhöht sich die Leistung ein wenig, weil dann der Körper öfter gehoben wird. Das Tempo in der Grafik reicht vom gemächlichen Bummeltempo mit 3 km/h bis zum forschen Ausschreiten mit 6 km/h. Bereits bei geringer Geschwindigkeit ist die relative Leistung mit 3 bis 4,5 wesentlich größer als beim Stehen – klar, es kommt ja noch die Hebeleistung dazu. Deshalb ist für untrainierte oder kranke Menschen auch langsames Gehen bereits unter Sport einzureihen. Es ist also durchaus sinnvoll, wenn Gehen als Fitnesstraining empfohlen wird, etwa in der Rehabilitation oder als vorbeugendes Gesundheitstraining.

Ja ja, die Leistungen, denken Sie sich jetzt vielleicht. Diese PhysikerInnen! Wie sieht es aber mit dem Abnehmpotenzial aus? Wie

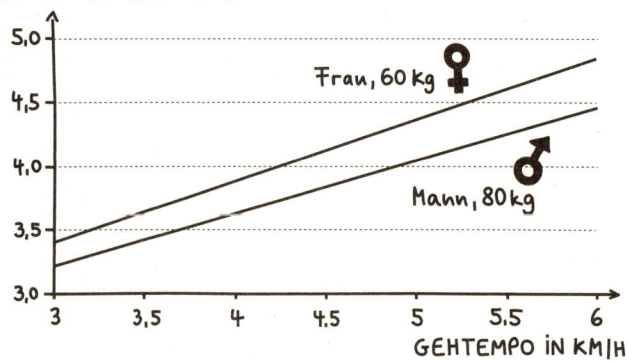

Relative Leistungen beim Gehen (im Vergleich zum Liegen) in Abhängigkeit vom Gehtempo. Zur besseren Übersicht sind hier – statt der SI-Einheit m/s – km/h eingetragen.

lange, wie weit? Die relativen Leistungen sind ja nicht nur interessant, vor allem brauchen wir sie, um den Energieumsatz auszurechnen. Gemeinsam mit der Masse kann man dann die Watt ermitteln, und Watt mal Sekunden sind Joule und somit unser gesuchter Umsatz. Den habe ich in Tabelle 15 zusammengefasst. Dort sind zum Vergleich auch noch einmal die anderen Werte zu sehen, die ich im vorigen Kapitel besprochen habe. Warum? Statt mit dem Auto oder mit dem Bus zu fahren, beschließen Sie zu gehen. Wenn es ums Ge-

	REL. LEISTUNG	FRAU 60 KG	REL. LEISTUNG	MANN 80 KG
Liegen (Grundumsatz)	1	62 W	1	93 W
Sitzen	1,4	87 W	1,4	130 W
Stehen	2	124 W	2	186 W
Gehen mit 3 km/h	3,4	211 W	3,2	300 W
Gehen mit 6 km/h	4,7	296 W	4,5	414 W
Differenz Sitzen/Gehen mit 3 km/h	2	124 W	1,8	170 W
Geh-Stunden mit 3 km/h, um 1 kg Fett zu verbrennen		67 h		49 h
Geh-Strecke mit 3 km/h, um 1 kg Fett zu verbrennen		201 km		147 km
Differenz Sitzen/Gehen mit 6 km/h	3,3	209 W	3,1	284 W
Geh-Stunden mit 6 km/h, um 1 kg Fett abzunehmen		40 h		29 h
Geh-Strecke mit 6 km/h, um 1 kg Fett abzunehmen		240 km		174 km

Tabelle 15: Abschätzungen für Liegen, Sitzen, Stehen und Gehen im Vergleich. Die Werte sind gerundet. Bei größerem Tempo muss man weiter gehen, weil dann die Stehleistung aufgrund der kürzeren Zeitdauer eine geringere Rolle spielt.

hen geht, ist also der Vergleich mit dem Sitzen interessant. Und diesen Unterschied können Sie in der Tabelle sehen. Das, was Sie wahrscheinlich am meisten interessiert, habe ich in der Tabelle grau unterlegt.

Sehen wir uns die Tabelle genauer an, und lecken wir dabei unsere Wunden. Also auch Abnehmen durch Gehen dauert unerfreulich lange und die Strecke ist arg weit. Über den Daumen gepeilt muss man je nach Masse 150 bis 240 km weit marschieren, anstatt rumzusitzen, und man benötigt dafür 30 bis 70 Stunden. Aber man muss auch immer das Positive sehen! Der Energieerhaltungssatz sagt uns, dass Sie diese Distanzen auf beliebig viele Stücke aufteilen können. Sie müssen also nicht drei Tage durchmarschieren. Außerdem ist Gehen in den Alltag relativ einfach einzubauen. In diesem Zusammenhang sind zwei Fragen interessant: Wie weit geht man pro Tag normalerweise? Und welche Strecke ist zusätzlich zumutbar?

In der Praxis wird nicht die Strecke gemessen, sondern die Schrittzahl, weil diese über einen Schrittzähler leicht zu ermitteln ist. Fragen wir also anders: Wie viele Schritte pro Tag macht man, und wie viele Schritte zusätzlich sind zumutbar? Zahlen dazu können natürlich nur Richtwerte sein, ähnlich wie die PAL-Werte, weil die Lebensstile der Menschen einfach zu unterschiedlich sind. Aber grob geschätzt kann man sagen, dass inaktive Menschen weniger als 5000 Schritte pro Tag machen, wenig aktive 5000 bis 7500 Schritte.[50] Deshalb gibt es in manchen Ländern immer wieder Initiativen, um die Bevölkerung zu animieren, mehr zu Fuß zu gehen. Von 10 000 Schritten pro Tag ist die Rede oder von 3000 zusätzlichen Schritten. Über den Daumen gepeilt sind 3000 Schritte etwa 2 km, und diese zusätzliche Strecke pro Tag ist nicht zu verachten. Wenn Sie sonst alles beim Alten lassen, könnten Sie in 2,5 bis 4 Monaten 1 kg wegbekommen.

Das Beste wäre es natürlich, wenn Sie Ihr Leben generell umstellen. Gehen Sie mehr zu Fuß! Steigen Sie eine Station früher aus! Oder zwei! Und wenn Sie aus dem Büro gehen, gehen Sie ein längeres Stück zu Fuß, und lassen Sie dabei Ihren Kopf ausrauchen. Ein wichtiger Punkt wäre auch, dass Sie auf Lift und Rolltreppe verzichten. Da ist auch einiges drin, wie ich gleich im nächsten Kapitel zeigen werde.

34. EINMAL AUF DEN EVEREST

Ich habe es schon erwähnt, und viele werden das kennen: Stiegensteigen ist nicht wahnsinnig populär. Wird neben der Treppe eine
Rolltreppe angeboten oder ein Lift – dann wissen Sie, was passiert.
Die meisten denken nicht nach und lassen sich einfach hinaufzie-
hen. Das ist einer der vielen Puzzlesteine, die zur generellen Schieflage der Energiebilanz in unserer Gesellschaft geführt haben. Es ist
ein Symptom von vielen, aber ein sehr offensichtliches. Oft hat man
keine andere Wahl, weil keine Treppe als Alternative angeboten
wird oder diese sehr gut versteckt ist. Und vielleicht gibt es in einigen Jahrzehnten ja überhaupt keine Treppen mehr!?

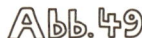

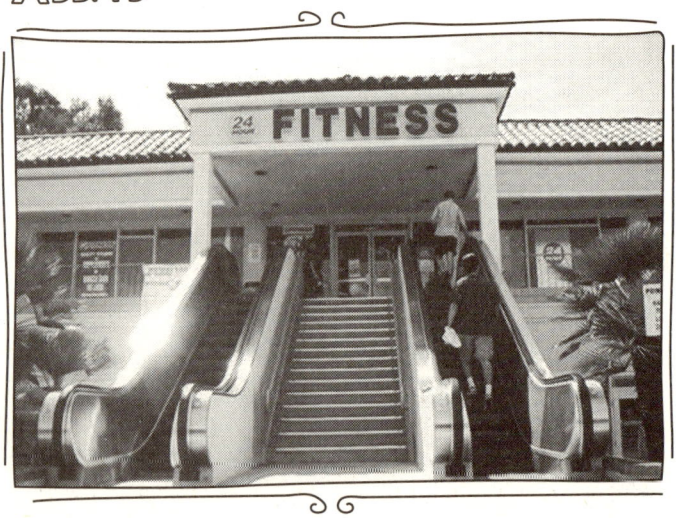

Suchbild: Wo ist der Fehler?[51]

In Abb. 49 sieht man das Dilemma unserer Zeit unfreiwillig ko-
misch, aber perfekt auf den Punkt gebracht: Zurück zur Fitness,
aber bitte mit der Rolltreppe! Generell kann man beobachten, dass

die Menschen im Alltag fauler werden. Sie fahren mehr mit dem Auto, gehen weniger zu Fuß, nehmen Rolltreppe oder Lift, fahren mit dem Auto ins Fitnessstudio und dort eventuell mit Rolltreppe oder Lift hinauf. Und dann stellen sie sich auf ein Laufband und laufen auf der Stelle. Es ist doch eigenartig, dass man sich im Alltag schont und dann extra ins Studio geht. Da ist doch was faul im Staate Dänemark!

Ich habe schon vor langer Zeit den Entschluss gefasst, weder Lift noch Rolltreppe zu nehmen, sondern immer die Stiegen – außer ich bin mit den Kindern unterwegs oder muss etwas Schweres transportieren. Ich kann heute nicht einmal mehr sagen, was mich damals dazu bewogen hat. Jedenfalls weiß ich noch, dass es mir anfangs schwergefallen ist, nicht mit der Allgemeinheit mitzutrotten. Man ist ja irgendwie ein Herdentier und macht vieles automatisch. Mit der Zeit aber hat sich das Treppensteigen so in mir manifestiert, dass ich schon lange nicht mehr nachdenken muss, wie ich in den nächsten Stock gelange. Meiner Erfahrung nach ist generell das Schaffen des Rituals der härteste Teil, in diesem Fall das Nimm-immer-die-Treppe-Ritual. Wenn man es einmal internalisiert hat, läuft

---

DIE TREPPE RAUF

Um die Leistung beim Stiegensteigen zu berechnen, gehen wir wieder von der Hebearbeit aus:

$$W_H = E_p = mgh$$

h ist in diesem Fall die Gesamthöhe der Treppe. Nun muss man wieder berücksichtigen, dass Leistung Arbeit pro Zeit ist. Für den Wirkungsgrad nehme ich 23 Prozent (siehe Tabelle 13). Die Nettoleistung muss daher mit dem Faktor 4,3 multipliziert werden, weil 23 Prozent mal 4,3 unsere 100 Prozent ergeben. Wenn ich nun auch noch die Stehleistung $2P_0$ dazurechne, bekomme ich für die Leistung beim Treppensteigen insgesamt:

$$P_{\text{Stiegen steigen}} = 2\,P_0 + \frac{4,3\;mgh}{t}$$

es ganz von selbst und kostet erstaunlicherweise auch keine geistige Energie mehr. Deshalb möchte ich Sie herzlich dazu einladen, die Treppen zu nehmen. Und mal ehrlich: Wenn man gesund ist und nichts schleppen muss, braucht man doch wirklich keine Aufstiegshilfe!

Abb.50

RELATIVE LEISTUNG

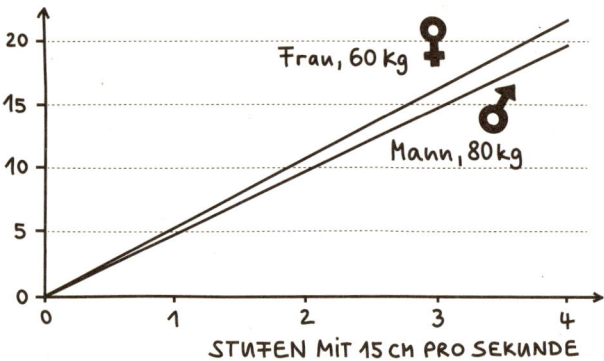

Relative Leistungen beim Treppensteigen im Vergleich mit dem Stehen auf Rolltreppe oder im Lift in Abhängigkeit vom Tempo. Als Stufenhöhe wurden 15 cm angenommen.

Um Leistung und Hebearbeit abzuschätzen, brauchen wir nur die Physik und den Wirkungsgrad, der ja letztendlich auch Physik ist. Die Überlegungen, um auf die Leistung zu kommen, sind ähnlich wie beim Gehen (>>i Die Treppe rauf). Die Stufenhöhe nehme ich mit 15 cm an. Und ein einfacher Selbsttest im Stiegenhaus zeigt, dass eine Stufe pro Sekunde ein wirklich gemächliches Tempo ist, während vier Stufen pro Sekunde schon eher unter panisches Hinauflaufen einzuordnen sind. Abb. 50 verdeutlicht sehr plakativ, warum so viele Menschen Lift oder Rolltreppe nehmen. Selbst wenn man nur eine Stufe pro Sekunde steigt, liegt die relative Leistung bereits um den Faktor 7 und ist somit um einiges höher als bei sehr zügigem Gehen, wo sie bei etwa 4,5 liegt. Wenn man die Treppen schnell hinaufsteigt, erreicht man sogar Leistungen wie beim Laufen, nämlich einen Faktor 15 oder mehr. Das ist anstrengend und lässt so manchen auf die Rolltreppe wechseln.

Für uns ist auch hier wieder die Frage interessant, wie viel man durch Stiegensteigen abnehmen kann. Die Stehleistung rechne ich dabei nicht ein, weil ich diesmal nicht mit dem Sitzen, sondern dem Stehen vergleiche. Wenn Sie den Lift nehmen oder die Rolltreppe, dann legen Sie sich in der Regel ja auch nicht auf den Boden. In Tabelle 16 sind die Werte zum Stiegensteigen zusammengefasst.

	FRAU 60 KG	MANN 80 KG
Energieumsatz bei 4 Stockwerken (12 m)	31 kJ (7,4 kcal) ≈ halber Würfelzucker	41 kJ (9,8 kcal) ≈ 3/4 Würfelzucker
zu überwindende Höhe, um 1 kg Fett abzunehmen	11 600 m	8700 m
zu überwindende Stockwerke, um 1 kg Fett abzunehmen	3900	2900
Tage, um 1 kg Fett abzunehmen, bei 3 mal 4. Stock pro Tag	325	242

Tabelle 16: Abschätzungen für das Stiegensteigen. Die Werte sind gerundet.

Wenn Sie in den vierten Stock gehen, also 12 m in die Höhe steigen, setzen Sie durch diese einmalige Aktion bereits so viel Energie um, wie in einem halben oder dreiviertel Stück Würfelzucker steckt. Das ist doch gar nicht schlecht! Natürlich, wenn man sich die Gesamthöhe ansieht, die man für 1 kg Fett überwinden muss, steigen einem eventuell schon die Tränen in die Augen. Man muss umgerechnet mindestens den Mount Everest besteigen – aber wenigstens ohne Eis und Schnee. Aber man soll ja immer das Positive sehen. Wenn Sie jeden Tag dreimal in den vierten Stock gehen, dauert es weniger als ein Jahr, um 1 kg Fett abzunehmen. Und verglichen mit den 200 Stunden Stehen, steigen Sie hier zeitlich wesentlich besser aus. Nur wenige Minuten pro Tag, und Sie sind dabei. Falls Ihnen all die bisher vorgestellten Maßnahmen immer noch nicht reichen, muss ein wirklicher Sport her. Sehen wir uns dazu den Klassiker an: das Laufen!

35. LAUFEN – EINE UNBEQUEME WAHRHEIT

Leistung und Umsatz beim Laufen lassen sich nicht über einfache biomechanische Überlegungen abschätzen. Beim Fußaufsatz wird der Körper zuerst immer ein wenig abgebremst und dann wieder beschleunigt. Das lässt sich in einem einfachen Modell kaum darstellen. Es gibt zum Laufen aber eine sehr griffige Faustregel, die vom italienischen Physiologen *Rodolfo Margaria* stammt. Sie lautet, dass man pro Kilometer und pro Kilogramm eine Kilokalorie umsetzt.[52] Eine Person mit 70 kg setzt also pro Kilometer 70 kcal um. Leicht zu merken! Dieser Energieumsatz ist weitgehend unabhängig von Lauftempo, Alter und Geschlecht, ja sogar vom Trainingszustand. Allerdings spielt die Laufökonomie eine gewisse Rolle, wodurch es zu Schwankungen um etwa 10 Prozent kommen kann. Aber im Rahmen einer Fermi-Rechnung sieht man so eine Abweichung gelassen. Die Faustregel ist in jedem Fall ein ausgezeichneter Anhaltspunkt. Wir müssen Sie jedoch SI-tauglich machen, also in kJ umformen, um auf die Leistung zu kommen.

Auf SI-Einheiten umgerechnet ist die Regel nicht mehr ganz so elegant, weil die Zahl dann schief ist. Das muss man der Physik zuliebe aber in Kauf nehmen. Der Umsatz beträgt 4,2 kJ pro Kilometer und pro Kilogramm. Zusammengestaucht würde man also 4,2 kJ/(km·kg) schreiben. Mithilfe dieser Faustregel habe ich zu-

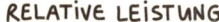

Abb. 51

RELATIVE LEISTUNG

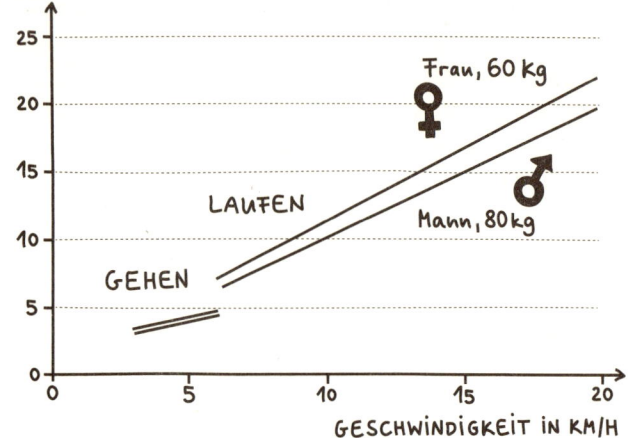

Richtwerte für den Leistungsfaktor bei verschiedenen Laufgeschwindigkeiten. Zum Vergleich ist noch einmal der Leistungsfaktor beim Gehen eingezeichnet: Bei 6 km/h liegt der Leistungsfaktor beim Gehen bei etwa 4,5, beim Laufen bei 7.

nächst einmal die relativen Leistungen beim Laufen berechnet (Abb. 51). Ich habe einen Bereich von 6 bis 20 km/h angenommen. 6 km/h entspricht sehr gemächlichen 10 Minuten pro Kilometer und geht unter passionierten Läufern bestenfalls als »schnelles Stehen« durch. 20 km/h entsprechen 3 Minuten pro Kilometer, ein Tempo, das ein Untrainierter – wenn überhaupt – nur sehr kurz durchhält. Im Weltklassebereich und für kurze Zeit sind natürlich noch höhere Geschwindigkeiten möglich.

Ich habe in der Abbildung auch noch einmal die Leistung beim Gehen eingezeichnet. Man sieht sehr gut mit freiem Auge, dass Gehen wesentlich weniger intensiv ist als Laufen bei gleichem Tempo. Das liegt natürlich daran, dass Laufen eine viel dynamischere Bewegung ist, bei der beide Füße im Gegensatz zum Gehen für eine gewisse Zeit den Bodenkontakt verlieren (Abb. 52). Dadurch wird

Abb.52

LAUFEN UND GEHEN IM VERGLEICH

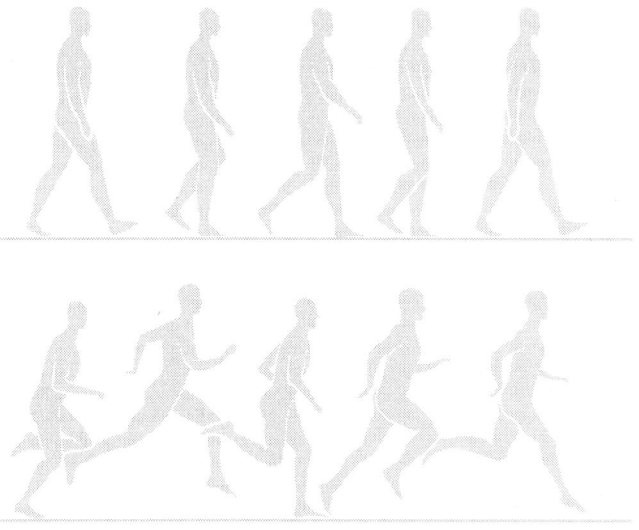

Körper hat weniger Bodenkontakt beim Laufen
→ höhere Belastung → höhere Effizienz

Der Unterschied zwischen Laufen und Gehen.

auch der Körper wesentlich stärker gehoben, und die Belastung wird intensiver. Laufen ist punkto Abnehmen eine der effizientesten Bewegungen überhaupt – wenn nicht sogar die effizienteste! Ich möchte an dieser Stelle aber auch erwähnen, dass Laufen für manche Menschen nicht geeignet ist, etwa wenn Sie dabei Schmerzen haben oder auch etwas zu viel auf die Waage bringen, weil dann der Bewegungsapparat in Mitleidenschaft gezogen werden könnte. Aber wer ohne Probleme laufen kann, der sollte das unbedingt tun.

Und genau an dieser Stelle kommt natürlich die spannende und bangende Frage: Wie weit muss ich laufen, um 1 kg Fett abzunehmen? Dazu muss man nur die Faustregel von *Margaria* hernehmen und ein bisschen umformen (>>i Von einer Faustregel zur anderen). In Worten kann man dann sagen: Um auf die benötigten Laufkilometer zu kommen, müssen Sie 7000 durch Ihre Kilogramm dividieren! Nehmen wir zwei Zahlenbeispiele, die man im Kopf rechnen kann: Eine Person mit 70 kg muss also 100 km weit laufen und eine mit 100 kg 70 km weit. Der Zusammenhang zwischen Masse und Laufkilometern ist in Abb. 53 zu sehen.

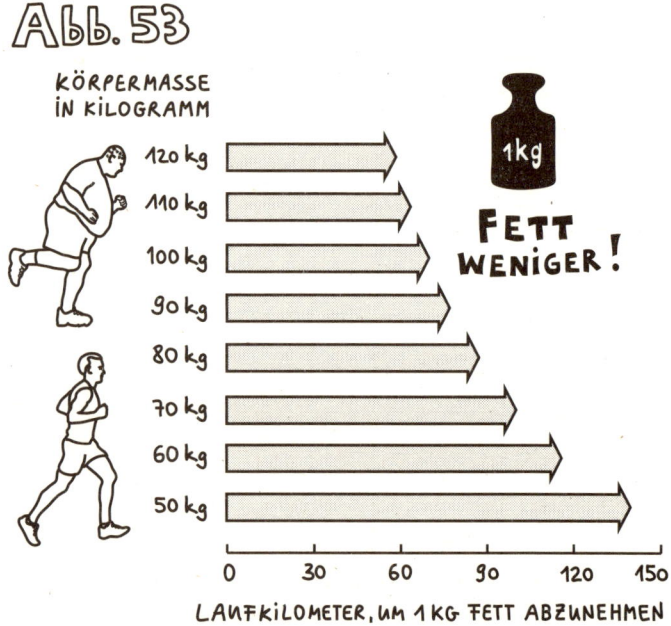

Wie weit man, je nach Körpermasse, laufen muss, um 30 000 kJ umzusetzen und somit 1 kg Fett abzunehmen.

Na ja, ich weiß nicht, wie es Ihnen dabei geht, aber als ich mir das zum ersten Mal ausgerechnet habe, musste ich schon schwer schlucken. Laufen ist eine hocheffiziente Sportart, und trotzdem ... Ohne jetzt mantraartig zu wiederholen, was ich schon öfter geschrieben habe: Abnehmen ist harte Arbeit! Egal, ob Sie weniger essen oder Sport machen, Sie müssen immer am Ball bleiben. Wenn Sie beschließen, durch Laufen, sagen wir, 10 kg abzunehmen, dann sind dafür je nach Masse um die 1000 Laufkilometer nötig, und das ist natürlich schon ein Hammer. Ich will Ihnen jetzt nicht den Wind aus den Segeln nehmen, ganz im Gegenteil. Aber man muss sich dieser unbequemen Wahrheit stellen, bevor man das Projekt Abnehmen in Angriff nimmt, damit man nachher nicht enttäuscht ist. Wie lange Sie dafür brauchen, hängt natürlich vom Lauftempo ab und wie viel Sie jeden Tag laufen. Ein paar Werte dazu sind in Tabelle 17 eingetragen. Um 1 kg Fettgewebe abzubauen, sind je nach Rahmenbedingungen Zeiten in der Größenordnung von 6 bis 12 Stunden nötig.

	60 KG	80 KG
Laufkilometer für 1 kg Fett	117 km	88 km
benötigte Zeit bei 10 km/h (6 min/km)	11,7 h	8,8 h
benötigte Zeit bei 15 km/h (4 min/km)	7,8 h	5,9 h
benötigte Laufkilometer, um auf den Brennwert eines großen Biers zu kommen (850 kJ bzw. 202 kcal)	3,4 km	2,6 km
benötigte Laufkilometer, um auf den Brennwert eines Wiener Schnitzels (250 g) ohne Beilagen zu kommen (2200 kJ bzw. 524 kcal)	8,7 km	6,6 km

Tabelle 17: Beispiele für Zeiten und Laufkilometer.

Und dabei ist noch gar nicht ausgemacht, dass Sie durch Laufen oder durch Sport allgemein wirklich abnehmen. Sie dürfen ja sonst an Ihrer Energiebilanz nichts ändern. Sie dürfen zum Beispiel zum Ausgleich für den Sport nicht mehr essen als normal, sonst geht ein Teil des Effekts sofort wieder flöten. Ich gebe Ihnen dazu ein Beispiel. Nehmen wir einen Marathonläufer mit 70 kg. Wenn er in einer Woche 200 km läuft, hat er rund 60 000 kJ (14 300 kcal) zusätzlich umgesetzt, und das würde rein theoretisch 2 kg Fett ausmachen. Natürlich nimmt der Marathonläufer nicht jede Woche 2 kg ab, sonst würde er sich ja nach kurzer Zeit im Nichts auflösen. Er erhöht den Energie-Input jede Woche um diese 60 000 kJ gegenüber einem gleichschweren Nichtsportler, also er haut beim Essen ordentlich rein. Beide Effekte heben einander auf. Daran sehen Sie, dass auch große Laufumfänge nicht zwangsläufig zum Erfolg führen müssen, man muss auch beim Essen aufpassen. Um zum Beispiel den Nährwert eines Biers vorher durch Laufen zu verdienen, müssen Sie um die 3 km zurücklegen, für ein Wiener Schnitzel sogar über 7 km. Dabei habe ich da die Beilagen noch gar nicht eingerechnet!

An dieser Stelle möchte ich noch einmal einen Rückblick auf den 5-Kilogramm-in-einer-Woche-Mythos werfen. In einer Woche sind ja selbst bei Nulldiät maximal um die 2 kg Fett drin. Man könnte eventuell meinen, der Rest wäre durch Sport zu erreichen. Die Physik macht aber einen dicken Strich durch diese Rechnung. Um die fehlenden 3 kg durch Laufen wegzubekommen, müssten Sie zusätzlich mindestens 250 km laufen – und das auf vollkommen nüchternen Magen! Die Wahrscheinlichkeit, dass das tatsächlich gelingt, ist ziemlich überschaubar.

36. ERGOMETER-FAHREN

In den letzten Kapiteln haben wir uns mit Aktivitäten beschäftigt, bei denen man zu Fuß unterwegs ist. Wie sieht es mit anderen Tätigkeiten aus? Schwimmen oder Radfahren sind zwar auch Klassiker, aber sinnvolle Faustregeln gibt es bei diesen beiden Sportarten nicht. Das liegt daran, dass sie von zu vielen schwer abschätzbaren Faktoren abhängig sind. Beim Schwimmen spielt zum Beispiel die Wassertemperatur eine große Rolle. Unter Umständen kann der Wärmeverlust durch kaltes Wasser sogar einen höheren Umsatz erfordern als die eigentliche sportliche Betätigung. Im Prinzip könnten Sie sich im Eiswasser schlank liegen, sofern Sie die danach auftretenden Hungerattacken in den Griff bekommen. Weiters spielen Schwimmtempo und Technik eine große Rolle.

Beim Radfahren gibt es ähnliche Unsicherheiten. Es kommt zum Beispiel auf die Windschlüpfrigkeit an, also ob Sie eher aufrecht wie ein englischer Lord auf dem Rad sitzen oder in Rennmanier über den Lenker gebeugt sind, ob Sie im wehenden Lodenmantel radeln oder in der hautengen Sportausrüstung. Da ist locker ein Faktor 2 als Unterschied möglich. Außerdem hängt der Umsatz ganz empfindlich vom gefahrenen Tempo ab, weil nämlich der Luftwiderstand mit dem Quadrat der Fahrgeschwindigkeit wächst. Wenn Sie also doppelt so schnell fahren, dann ist die umgesetzte Energie pro Strecke um den Faktor 4 höher. Außerdem kommt es sehr auf das Terrain an, weil sich je nach Beschaffenheit der Rollwiderstand ändert. Man kann das zwar alles im Individualfall recht gut berechnen, aber für eine simple Faustregel taugt das leider nicht.

Man kann aber etwas anderes machen. Man kann Radfahren auf einem Ergometer sehr präzise abschätzen, weil man dazu nur die Anzeige und den Wirkungsgrad braucht. Wir vergleichen die Leistung auf dem Ergometer mit dem Laufen. Dieser Vergleich zeigt, dass Laufen eine wirkliche tolle Sportart zum Abnehmen ist. Nehmen wir eine Person mit 60 kg, die in 6 Minuten 1 km bewältigt.

Das ist recht gemächlich, entspricht aber trotzdem einer inneren Leistung von 700 W. Damit unsere Person auf dem Ergometer dasselbe leistet, muss dieses 175 W anzeigen. Dort wird ja die Nettoleistung angezeigt, die mit 4 multipliziert werden muss. Wer schon einmal auf dem Fahrradergometer gefahren ist, weiß, dass 175 W wirklich nicht ohne sind. Es ist sehr anstrengend, diese Leistung zum Beispiel eine halbe Stunde durchzuhalten, während dieselbe innere Leistung beim Laufen in der Regel kein Problem darstellt. Das liegt daran, dass beim Radfahren die Muskulatur die Schwachstelle darstellt, salopp gesagt also die brennenden Oberschenkel zum Abbruch zwingen.

In Tabelle 18 sind ein paar Beispiele zum Vergleich der Leistungen beim Laufen und Fahren auf dem Ergometer angegeben. Sie zeigen, dass man als »Normalverbraucher« auf dem Ergometer nicht dieselbe Leistung erzielen kann wie beim Laufen. Letzteres ist somit für das Abnehmen wesentlich besser geeignet. Die Tabelle

	60 KG	80 KG
Bruttoleistung beim Laufen mit 15 km/h (4 min/km)	1050 W	1400 W
Anzeige am Ergometer für dieselbe Bruttoleistung	263 W	350 W
Bruttoleistung beim Laufen mit 12 km/h (5 min/km)	840 W	1120 W
Anzeige am Ergometer für dieselbe Bruttoleistung	210 W	280 W
Bruttoleistung beim Laufen mit 10 km/h (6 min/km)	700 W	933 W
Anzeige am Ergometer für dieselbe Bruttoleistung	175 W	233 W

Tabelle 18: Vergleich der Leistungen beim Laufen und Fahren auf dem Ergometer. Weil das Ergometer die Nettoleistung anzeigt, muss man den Wert mit 4 multiplizieren.

gilt größenordnungsmäßig für alle Trainingsgeräte mit einer Watt-anzeige, wenn man einen generellen Wirkungsgrad von 25 Prozent annimmt.

Gemütlich ist es auf dem Ergometer bei 100 angezeigten Watt, was einer inneren Leistung von 400 W entspricht. Das schafft man auch als Anfänger eine halbe Stunde lang und mehrmals die Woche. Wie schnell nimmt man dabei ab? Halten Sie sich bitte gut fest: Sie müssten für 1 kg knapp 21 Stunden treten! Wenn Sie das mit den 6 bis 12 Stunden Laufen vergleichen, sehen Sie, wie gut sich dieses zum Abnehmen eignet.

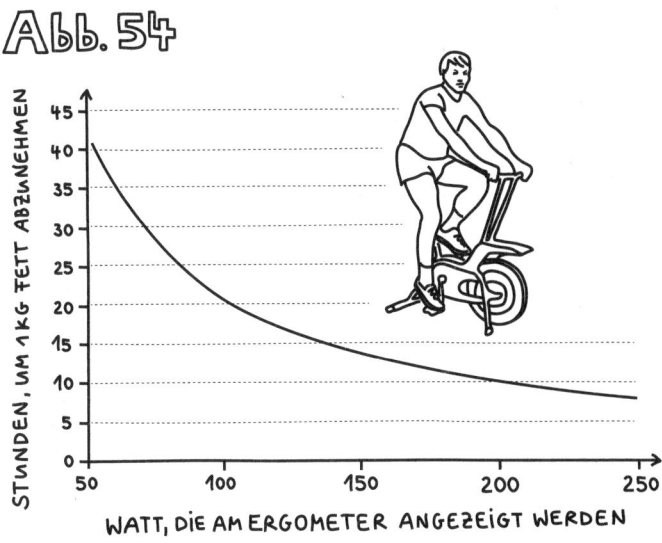

Wie lang man auf dem Ergometer radeln muss, um 30 000 kJ umzusetzen und somit 1 kg Fett abzunehmen.

Der Zusammenhang zwischen den angezeigten Watt am Ergometer und der Zeit, die Sie arbeiten müssen, um 1 kg abzunehmen, ist in Abb. 54 dargestellt. Ich zeige Ihnen das jetzt nicht, um Sie zu desil-lusionieren, sondern weil es meine Aufgabe als Physiker ist, Sie auf dem Boden der Realität zu halten. Ich gebe zu, die Grafik ist schon ein bisschen zum Weinen. Aber lassen Sie uns das Positive sehen. Je besser Sie durch das Training bereits geworden sind, desto schneller geht dann auch das Abnehmen. Wenn Sie zum Beispiel die Leistung von 100 auf 150 angezeigte Watt erhöhen, sinkt die Zeitdauer von 21 auf 14 Stunden ab. Ähnliche Zusammenhänge gelten natürlich für alle Betätigungen. Aller Anfang ist schwer, weil man weniger leisten kann und nicht so lange durchhält. Aber je besser Sie werden, desto schneller geht es dann, und das ist doch zwischendurch mal wieder eine gute Nachricht! Bleiben Sie am Ball!

Wir haben uns jetzt genug verschiedene Aktivitäten angesehen und ausreichend in Details gewühlt, vom Stehen und Gehen bis hin zu wirklichen Sportarten wie Laufen oder Fahren auf dem Ergometer. Weil uns ja vor allem der Überblick interessiert und wir nicht jede einzelne Sportart abgrasen wollen, machen wir im nächsten Kapitel den Sack zu. Wir werfen buchstäblich einen Blick auf das Ganze und sehen uns das gesamte Leistungsspektrum eines Menschen an.

37. KÜSSE, SEX UND WUNDER-WORKOUTS

Den unteren Rand des Leistungsspektrums haben wir ja schon vor einigen Kapiteln betrachtet. Es ist der Grundumsatz und somit grob geschätzt auch der Umsatz im Liegen, dem wir zu Beginn unserer Abschätzungen den Wert 1 verpasst haben. Wo ist das obere Ende der Fahnenstange bei Ausdauerleistungen? Und da will ich gar nicht lang herumeiern, sondern gleich die höchstmöglichen Werte suchen, und diese geben uns Weltklasse-Ausdauersportler vor. Man kann zum Beispiel aus den verschiedenen Angaben zu Weltrekorden und Weltbestleistungen abschätzen, dass die relativen Leistungen im Extremfall bei einem Faktor von knapp 23 liegen (>>i Weltbeste Ausdauerleistungen). Alles, was um den Faktor 20 liegt, ist auf jeden Fall als Weltklasseleistung einzustufen.

WELTBESTE AUSDAUERLEISTUNGEN　　　　　　　　　　　　　　i

Die Weltrekorde im Stundenlauf (Stand: Herbst 2022) halten die Niederländerin Sifan Hassan mit 18,93 km und der Brite Mo Farah mit 21,33 km. Wenn man ihre Masse kennt, kann man ihre relative Leistung während des Laufens abschätzen.

Sifan Hassan ist 1,70 m groß und hat eine Masse von 49 kg. Während ihres Laufs über 18,93 km setzte sie daher 3896 kJ um. Ihre absolute Leistung betrug also 3 896 000 J/3600 s = 1082 W. Ihr Grundumsatz beträgt geschätzte 51,5 W, wodurch man eine relative Leistung von 21 berechnen kann.

Mo Farah ist 1,75 m groß, hat eine Masse von 58 kg. Nach demselben Schema kann man eine absolute Leistung von 1394 W und eine relative Leistung von 21,8 berechnen.

Die Weltbestleistung im Radfahren hält der Engländer **Chris Boardman** mit sagenhaften 56,4 km/h. Meiner persönlichen Erfahrung nach ist es schon schwer, dieses Tempo überhaupt zu erreichen. Es dann auch noch eine Stunde zu halten, grenzt an ein Wunder. Die Berechnungen über den Luftwiderstand ergaben, dass *Bordmans* mittlere Nettoleistung bei 450 W lag. Seine Bruttoleistung betrug daher 1800 W. Weil er zu dieser Zeit eine Wettkampfmasse von 68 kg hatte, kann man eine relative Leistung von 22,8 berechnen.

Welche Leistung hält ein Untrainierter eine Stunde lang aus? In der Literatur ist ein Leistungsfaktor von 5 bis 10 angegeben.[53] Ein gesunder, aber untrainierter Mensch muss in der Lage sein, eine Stunde lang sehr zügig zu gehen oder mit etwa 75 bis 100 W auf dem Ergometer zu radeln. Das entspricht einer relativen Leistung von etwa 5. Ein Leistungsfaktor von 10 bedeutet je nach Masse, dass eine Person eine Stunde lang mit etwa 9 bis 10 km/h laufen kann, also mit 6:40 bis 6:00 Minuten pro Kilometer. Beim Ergometer ergeben sich 150 bis 200 W für eine Stunde, was ich als nicht ganz realistisch einschätze. Aber drücken wir wieder einmal ein Auge zu, wir wollen ja den Maximalrahmen abstecken. Unsere Überlegungen und Abschätzungen sind in Abb. 55 zusammengefasst.

Abb.55

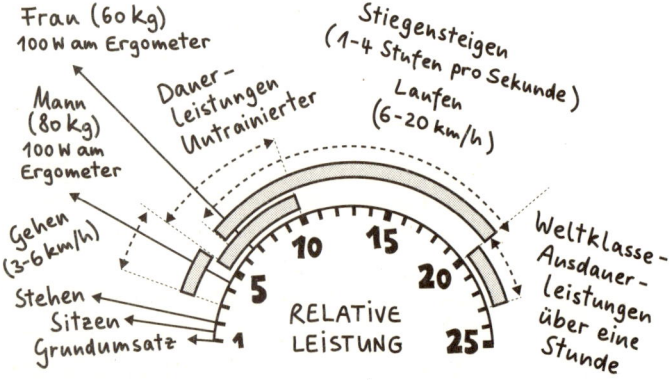

Überblick über die relativen Leistungen bei diversen Aktivitäten und Sportarten.

Um die kürzestmögliche Zeit zu berechnen, in der man durch Sport 1 kg Fett abnehmen kann, nehmen wir natürlich Weltklasseathleten, weil deren innere Glühbirnen am hellsten brennen und sie am meisten Energie umsetzen. Eine Frau mit 60 kg, die in jeder Einheit mit einem Leistungsfaktor von 20 arbeitet, leistet dabei etwa

1250 W. In diesem Fall würde sie 1 kg Fett durch 6,7 Stunden Sport verbrennen. Ein Mann mit 80 kg, der in jeder Einheit mit einem Leistungsfaktor von 20 arbeitet, leistet dabei 1860 W. In diesem Fall würde er 1 kg Fett sogar bereits durch 4,5 Stunden Sport verbrennen. Das ist auch die ultimativ kürzeste Zeit. Als Normalverbraucher muss man die oben berechneten Werte mindestens verdoppeln, daran ist leider nicht zu rütteln. Seien Sie also realistisch, wenn Sie mit dem Sport beginnen!

Was ist aber mit den Wunder-Workouts, mit dem neuesten Trend, der gerade angesagt ist? Immer wieder kann man hören, dass es etwas Neues gibt, das viel, viel effizienter ist. Hollywoodstars schwören darauf, und die »Kilos« purzeln angeblich wie von selbst. Leider kann es keine Wunder-Workouts geben. Die mögliche körperliche Leistung ist begrenzt und liegt bei einem Untrainierten eben maximal bei einem Faktor 10. Das kann man medizinisch durch den Sauerstoffverbrauch einwandfrei ermitteln. Der Wert stellt eine physiologische Obergrenze dar, die nicht überschritten werden kann, egal, was Sie bei einem Workout alles aufführen. Es kann natürlich sein, dass Sie am nächsten Tag mehr k.o. sind, weil Sie auch die Arme stark beansprucht haben oder weil die Bewegungen ungewohnt waren und Sie einen Mordsmuskelkater haben. Vielleicht haben Sie auch mehr geschwitzt, und deshalb zeigt die Waage ein bisschen weniger an. Aber das hat alles nichts mit dem Gesamtumsatz zu tun – der ist limitiert.

Das einzige »Wunder« – das Sie sogar selbst vollbringen können – ist jenes, dass Sie durch viel Training Ihr Leistungsniveau steigern. Wenn Sie zum Beispiel mit einem Faktor 12 trainieren können, geht das Abnehmen auch um 20 Prozent schneller als bei einem Faktor 10. Und wenn Sie statt 3 Stunden in der Woche 4 schaffen, gewinnen Sie noch einmal Zeit dazu. Mehr Wunder kann ich aus physikalischer Sicht leider nicht bieten.

Meine Überlegungen beziehen sich auf Aktivitäten, die man etwa eine Stunde durchhalten kann – wenn auch vielleicht am letzten Zacken. Natürlich können Sie noch intensiver trainieren, aber es bringt Ihnen zeitmäßig unter dem Strich nichts. Nehmen Sie an, Sie laufen eine Stunde lang so schnell, dass Sie dann komplett ausgepowert sind. Sie waren dabei also praktisch nur im Kohlenhydratstoffwechsel unterwegs (siehe Kapitel 29). Rein theoretisch können Sie Ihre Leistung jetzt noch verdoppeln (siehe Tabelle 11). Aber dann produzieren Ihre Muskeln Milchsäure und Sie müssen die Belastung bereits nach einer Minute abbrechen. In Summe haben Sie in diesem Fall natürlich wesentlich weniger Energie umgesetzt als beim Stundenlauf. Das ist zwar ein extremes Beispiel, aber generell man kann sagen: Wenn Sie über der Dauerleistungsgrenze arbeiten, müssen Sie früher abbrechen. Ihre Leistung war dann zwar höher, aber der Energieumsatz pro Einheit macht in Summe weniger aus. Sie brauchen dann zwar tatsächlich weniger Trainingszeit, aber mehr Kalendertage, um den gewünschten Effekt zu erreichen.

Wenn wir schon das ganze Leistungsspektrum vor Augen haben, möchte ich die Gelegenheit nutzen, um noch ein paar Kuriositäten anzusprechen. Da werden zum Beispiel immer wieder Wundergeräte kolportiert, mit denen man superschnell und ohne Anstrengung abnehmen kann. So gibt es etwa einen Wärmegürtel, den man sich als lokale Minisauna um Bauch oder Hüften schnallt, um das Fett gleichsam wegzuschmelzen. Oder einen Vibrationsgürtel, der das Fett wegzittern soll. Leider bestehen all diese Geräte den Realitäts-Check durch die Physik nicht, weil »passives Training« die innere Leistung des Körpers ja nicht erhöhen kann. Abnehmen kann man nur durch körperliche Aktivität, abnehmen *lassen* geht leider nicht. Das Einzige, was abnimmt, ist die Füllung Ihrer Brieftasche.

Es werden immer wieder auch Wundergeräte angeboten, auf denen man eine Art von Sit-ups in verschiedenen epochemachenden Varianten durchführt. Dabei soll man natürlich vor allem am Bauch abnehmen. Klarerweise gibt es jedes Jahr ein neues Gerät, das noch viel revolutionärer ist als das alte. Meistens wird damit geworben, dass man mit wenigen Minuten pro Tag bald sichtbare Erfolge verzeichnen kann – zum Waschbrettbauch in kurzer Zeit! Denken Sie an dieser Stelle daran, wie lang es in Summe für Otto

Normalverbraucher dauert, damit er bloß 1 kg verliert! Wenn Sie 10 Stunden Training auf 10 Minuten pro Tag verteilen, brauchen Sie dazu zwei Monate!

Außerdem liegt allen erwähnten Geräten die romantische Fehlvorstellung zugrunde, dass das Fett an der Stelle abnimmt, die man trainiert. Das nennt man Spot Reduction. Leider handelt es sich dabei um ein Mythos, der sich mithilfe von Messungen einfach widerlegen lässt (>>i Mythos Spot Reduction). Wo Sie abnehmen, entscheidet Ihr Körper autonom, und er lässt sich dabei durch keinen Trick beeinflussen. Dass es keine Spot Reduction gibt, gilt für jede Form der Bewegung. Durch Sit-ups oder Wundergeräte können Sie nicht gezielt am Bauch abnehmen, und durch »Bauch, Bein und Po« nicht an den Hüften. Man kann lediglich die Muskulatur kräftigen, was zu einer optischen Verbesserung an der entsprechenden Stelle führen kann. Daher mein Rat: Vergessen Sie das alles und sparen Sie Ihr Geld! Gehen Sie laufen oder fahren Sie mit dem Rad, das ist effizienter!

MYTHOS SPOT REDUCTION

Um den Mythos Spot Reduction zu widerlegen, muss man im Prinzip gar keine eigene Untersuchungsreihe starten, sondern nur seinen Hausverstand benutzen. Profitennisspieler etwa arbeiten mit ihrem Schlagarm jeden Tag viele Stunden mehr als mit dem anderen Arm. Gäbe es Spot Reduction, müsste das Unterhautfettgewebe am Schlagarm verglichen mit dem anderen geringer sein. Untersuchungen zeigen aber, dass dem nicht so ist.[54] Generell zeigen die Forschungen, dass nicht nur Bewegung, sondern auch Cremes, Hitze, Massage, Magnet- und Elektrotherapie und weiß der Kuckuck was noch alles nicht zu einer gezielten Reduktion des Fetts an einer bestimmten Stelle führen können.[55] Die einzige wirkliche Spot Reduction wäre eine Fettabsaugung.

Falls Sie schon sehnsüchtig auf Küsse und Sex gewartet haben, die in der Überschrift vollmundig angekündigt wurden: Jetzt ist es so weit! Oft ist ja zu lesen, dass man dadurch supergut abnehmen kann: ein beliebter und immer wiederkehrender Mythos in Lifestyle-Magazinen. Natürlich verkaufen sich die entsprechenden Ausgaben besser, wenn man das in großen Lettern auf die Titelseite schreibt. Da kann man zum Beispiel in der »medizinischen Fachzeitschrift« *Brigitte* lesen, dass man beim Küssen pro Minute 20 kcal (84 kJ) umsetzt. Das ist ja fantastisch! Natürlich stellt sich die Frage, wie man mit einer Sauerstoffmaske küssen kann. Aber schieben wir das einmal beiseite. Wenn ich diesen Wert ernst nehme und ein bisschen rechne, dann komme ich auf 84 000 J/60 s = 1400 W. Das ist echt ein Ding, weil es einer relativen Leistung von 18 bis 23 entspricht! Die Angabe könnte schon stimmen, aber nur dann, wenn Sie gleichzeitig zum Küssen ein Tempo im Stundenweltrekord anschlagen.

AKTIVITÄT	LEISTUNGSFAKTOR
Sitzen	1,4
Vorspiel	1,5
Stehen	2
Reiterstellung	2,5
Gehen (3,3 km/h)	3,2–3,4
Missionarsstellung	3,3
Laufen (10 km/h)	10–11

Tabelle 19: Gerundete, durchschnittliche Leistungsfaktoren bei diversen Aktivitäten und verschiedenen sexuellen Praktiken. Die körperliche Leistung beim Sex ist mit gemächlichem Gehen vergleichbar. Bereits Joggen liegt um einen Faktor 3 höher.

Wie sieht es mit Sex aus? Was ist da drin? Während sich die Angabe zum Küssen wahrscheinlich irgendein Redakteur in einer lustigen Stunde ausgedacht hat, gibt es zum Thema Sex tatsächlich wirklich wissenschaftliche Untersuchungen. Um den Energieumsatz beim Sex zu messen, wurden 10 verheiratete Paare in einem Labor unter die Lupe genommen.[56] Es wurde allerdings nur der Mann vermessen – das ist wieder einmal typisch. Der Grund liegt darin, dass die körperlichen Belastungen beim Sex als mögliche Auslöser für den Herzinfarkt untersucht wurden. Für unsere Zwecke interessant ist vor allem die Messung des Sauerstoffverbrauchs. Weil dieser ja mit einer Maske erfolgt, stelle ich mir die Durchführung nicht sonderlich romantisch vor. Weil Sex nicht gleich Sex ist, wurde der Energieumsatz unter standardisierten Bedingungen gemessen, unter anderem beim Vorspiel, bei der Missionarsstellung (Mann oben) und bei der Reiterstellung (Mann unten). Vergleichen Sie die dabei gewonnenen Ergebnisse in Tabelle 19 mit den anderen Leistungsfaktoren und weinen Sie! Sex in der Missionarsstellung ist leistungsmäßig mit langsamem Gehen vergleichbar! Es gibt sicher viele gute Gründe, öfter einmal Sex zu haben, aber Abnehmen gehört ganz definitiv nicht dazu!

38. FALLS SIE ES NICHT SCHAFFEN …

… durch Sport abzunehmen, gibt es immerhin ein Trostpflaster. Denn Aktivität ist generell ein Anti-Risikofaktor! Jede Bewegung, die Sie in ihrem Alltag zusätzlich durchführen, ist besser als keine Bewegung. Zum Zusammenhang zwischen körperlicher Aktivität und Sterblichkeitsrate gibt es eine Menge Untersuchungen. In Abb. 56 sehen Sie das Ergebnis einer Meta-Analyse, bei der 12 Untersuchungen zu diesem Thema verwurstet wurden, und deren Ergebnis daher besonders schwer wiegt. Die Daten wurden dabei zu fünf Aktivitätskategorien zusammengefasst. Die fünf Punkte geben die Messwerte an, die eingezeichnete Kurve wurde mithilfe dieser Daten interpoliert. Weil Untersuchungen zusammengefasst wurden, ist die Angabe »mittlere bis hohe körperliche Aktivität« etwas schwammig. Generell müssen es Tätigkeiten sein, bei denen der Puls deutlich erhöht ist, etwa Gartenarbeit, Staubsaugen oder Gehen, aber auch Radfahren, Aerobics oder Laufen. An der gewichtigen Aussage der Kurve ändert sich dadurch nichts.

Die Kurve ist zu Beginn steiler und flacht sich dann ab. Das ist insofern eine gute Nachricht, weil es bedeutet, dass vor allem die Änderung von »praktisch keine Bewegung pro Tag« auf »ein ganz kleines bisschen Bewegung pro Tag« den größten Effekt hat. Wenn Sie ihre körperliche Aktivität von 4 Minuten pro Tag (das entspricht dem ersten Punkt) auf 13 Minuten erhöhen (zweiter Punkt), sinkt Ihr allgemeines Mortalitätsrisiko um mehr als 15 Prozent. Diese 9 zusätzlichen Minuten entsprechen weniger als 1 km zusätzlichem Gehen pro Tag. Was ist das schon? Und wenn Sie die Aktivität sogar um 21 Minuten erhöhen (etwa 2 km Gehen), sinkt das Risiko um mehr als 25 Prozent ab. Wenn Sie 45 Minuten oder sogar eine Stunde jeden Tag aktiv sind, sinkt das Risiko natürlich noch weiter ab, aber der zusätzliche Effekt ist bei weitem nicht mehr so stark. Der springende Punkt ist, dass Sie den Bonus durch Bewegung auf jeden Fall bekommen, auch wenn Sie letztlich nichts abnehmen.

Abb. 56

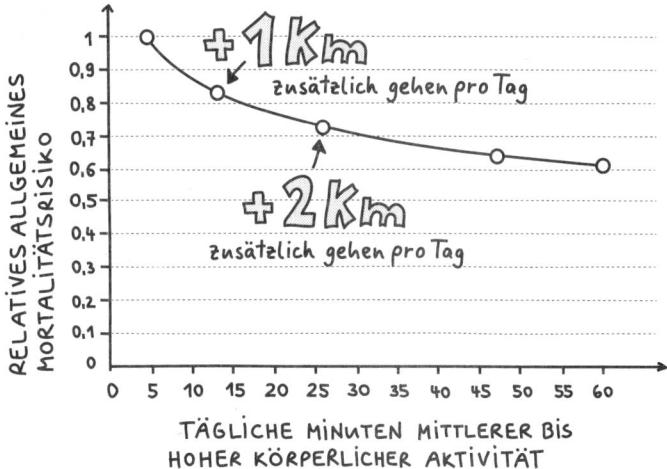

Zusammenhang zwischen täglicher Aktivität und Sterblichkeit.[57]

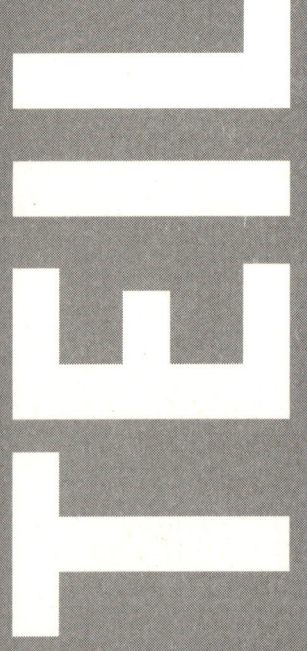

TEIL D

» DIE LAGE IST ERNST, ABER NICHT HOFFNUNGSLOS!

MAN MUSS SICH
VON SICH SELBST
NICHT ALLES
GEFALLEN LASSEN.

VIKTOR FRANKL

39. EIN QUADRATMETER MENSCH

Der Body-Mass-Index (BMI) ist das Maß dafür, wie die Masse eines Menschen im Verhältnis zu seiner Körpergröße einzuschätzen ist, also ganz salopp gesagt, ob eine Person dick ist oder nicht. Wir benötigen den BMI für einen ganz wichtigen Gedanken, nämlich den, wie realistisch es ist, dauerhaft abzunehmen. Zuvor werde ich aber ein bisschen aus physikalierscher Sicht über den BMI nörgeln.

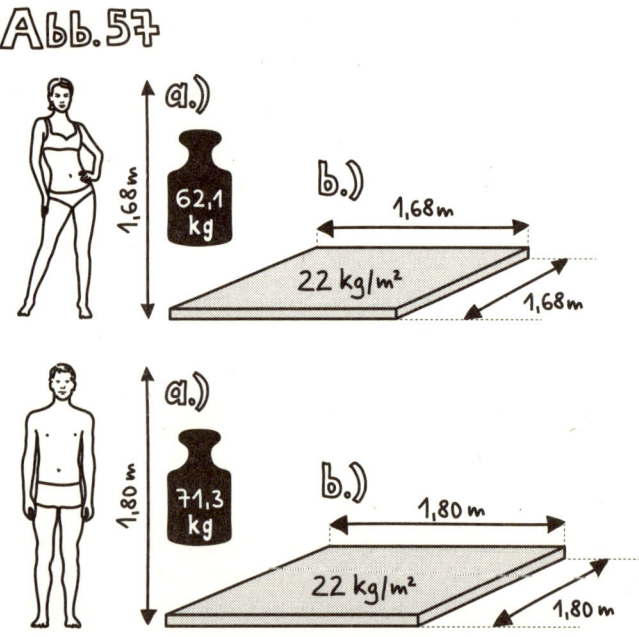

a) Der BMI setzt Größe und Masse in Relation. b) Dazu muss man sich die Person zu einem Quadrat ausgewalzt denken, dessen Seitenlänge der Körpergröße entspricht.

Dieser ist eigentlich uralt. Er wurde vom französischen Astronomen und Statistiker *Adolphe Quetelet* bereits um 1870 entwickelt. Populär wurde er durch den Einsatz bei amerikanischen Versicherungen, um über eine einfache Einschätzung die Prämien für Lebensversicherungen berechnen zu können. Es ging also ursprünglich – wie so oft – rein ums Geld! Der BMI ist definiert als Kilogramm durch (Körpergröße in Metern), also BMI = kg/m^2. Haben Sie sich schon einmal überlegt, was man sich unter dieser kuriosen Einheit vorstellen soll? Mithilfe der Physik kann man den BMI sehr gut visualisieren. Stellen Sie sich dazu vor, dass Sie einen Menschen gleichmäßig auf eine quadratische Fläche auswalzen. Die Seitenlänge dieses Quadrats soll der Körpergröße entsprechen (Abb. 57 und Tabelle 20). Der Mensch wäre dann, nebenbei erwähnt, mit einer Höhe von wenigen Zentimetern ziemlich flach. Nun schneiden Sie einen Quadratmeter aus und messen dessen Kilogramm. Das ist wieder einmal ziemlich unromantisch, aber genau das gibt der BMI an.

	FRAU	MANN
Größe	1,68 m	1,80 m
Fläche	2,82 m^2	3,24 m^2
Masse	62,1 kg	71,3 kg
Masse pro Fläche (BMI)	62,1 kg auf 2,82 m^2 = 22 kg/m^2	71,3 kg auf 3,24 m^2 = 22 kg/m^2

Tabelle 20: Berechnung des BMI unserer zwei Testpersonen aus Abb. 57.

Dieser Index ist bis heute sehr populär, und es gibt auch Richtwerte der Weltgesundheitsorganisation (WHO). Damit man als normalgewichtig gilt, soll der BMI zwischen 18,5 und 25 kg/m^2 liegen.[58] Ab 25 kg/m^2 gilt man als übergewichtig, ab 30 kg/m^2 als fettleibig (adipös). Nimmt man den BMI als Maß dafür, ob man übergewichtig ist oder nicht, dann würde man also erwarten, dass zwei unterschiedlich große Personen mit exakt gleicher Statur denselben BMI aufweisen. Man kann aber durch eine einfache Überlegung zeigen, dass das *nicht* stimmt!

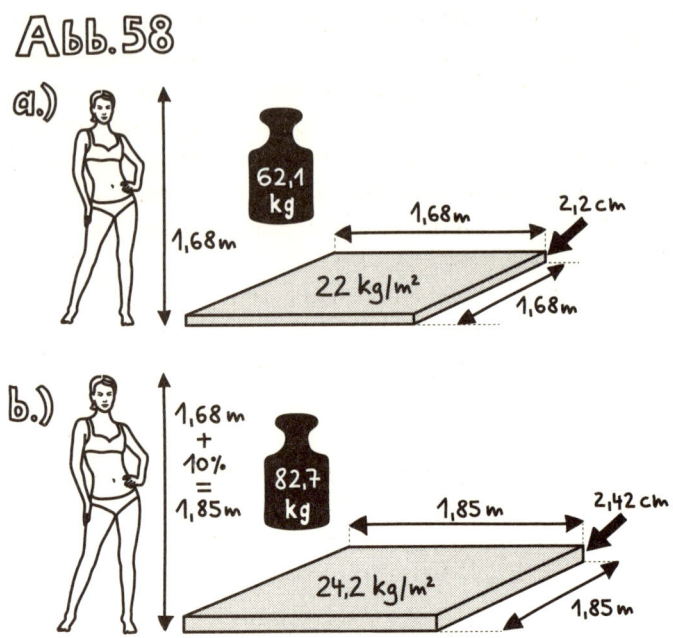

a) Ausgangssituation; b) um 10 Prozent isometrisch vergrößerter Person. Weil auch die Höhe über dem Quadrat um 10 Prozent wächst, wächst auch der BMI um 10 Prozent.

Um das zu verdeutlichen, nehmen wir eine Person mit einem BMI von 22 kg/m². Nun vergrößern wir diese so, dass alle Proportionen exakt erhalten bleiben (Abb. 58). Eine solche Vergrößerung nennt man isometrisch. Salopp gesagt wäre das so, als würde man die Person in einem 3d-Zoomkopierer vergrößern. Nehmen wir eine Vergrößerung um 10 Prozent an.

Was das für den BMI bedeutet, kann man am besten erkennen, wenn man den Menschen im ausgewalzten Zustand betrachtet. Wenn nämlich *alle* Raumdimensionen um 10 Prozent wachsen, wächst auch die Dicke über dem Quadrat um 10 Prozent und mit dieser Dicke der BMI (Abb. 60b). Er würde also in unserem Beispiel auf 24,2 kg/m² anwachsen. Und das, obwohl beide Personen, also die normale und die zoomkopierte, exakt die gleiche Statur besitzen. Ganz allgemein kann man schlussfolgern, dass der BMI bei gleicher Statur proportional zur Körpergröße ist. Von zwei Personen mit völlig gleichem Körperbau hat die größere auch immer den größeren BMI. Daraus folgt: BMI ist *nicht* gleich BMI! Größere Personen werden durch den BMI insofern benachteiligt, weil die größere Körpergröße alleine auch ohne Bauch bereits einen größeren BMI verursacht.

Das ist natürlich eine große Schwachstelle. Außerdem sagt der BMI nichts über die Körperkomponenten aus – ein weiterer großer Mangel. Zum Beispiel kann ein Bodybuilder einen BMI von 30 haben, ohne dabei übergewichtig zu sein. Nach der BMI-Einteilung würde er aber als fettleibig durchgehen. Man sieht daran also sehr gut, dass der BMI keine wirklich bissfesten Aussagen zulässt. Aber er taugt zumindest für eine Grobdiagnose. Besser ist aber eine andere Grobdiagnose, nämlich die Sichtdiagnose, die ich schon erwähnt habe. Auch viele Ärzte erachten diesen Blicktest als den besten Test überhaupt.

Nachdem ich jetzt gemeckert und den BMI durch den Kakao gezogen habe, möchte ich ihn aber trotzdem sinnvoll anwenden. Der Vorteil des BMI ist, dass es schon sehr lange Aufzeichnungen darüber gibt. In Abb. 59 sehen Sie zum Beispiel die Entwicklung des Body-Mass-Index zwischen 1960 und 2000 und eine Prognose für 2040. In der Abbildung ist der sogenannte Modus hervorgehoben. Darunter versteht man den häufigsten Wert, also die höchste Stelle des Hügels. Modus und Mittelwert sind in diesem Fall etwas unterschiedlich, weil die Verteilungen der Kurven nicht ganz symmetrisch sind. Aber das soll Sie nicht weiter irritieren. Der Modus hat sich auf jeden Fall zwischen 1960 und 2000 von 21 kg/m^2 auf 26 kg/m^2 verschoben. Das ist eine Steigerung um fast 25 Prozent!

Was bedeutet das für die Masse der Menschen? Der BMI gibt die Kilogramm pro Quadratmeter an. Wenn wir annehmen, dass die Körpergröße der Menschen in diesem Zeitraum gleich geblieben ist, dann hat ihre durchschnittliche Masse um 25 Prozent zugenommen, und das ist natürlich schon sehr gewaltig. Tatsächlich sind die Menschen in dieser Zeit sogar ein bisschen größer geworden, wodurch die Massensteigerung noch ein wenig stärker ausfällt.

Ich habe diesen generellen Gewichtszuwachs in Kapitel 6 schon kurz anhand einer anderen Studie angesprochen. Was ist der Grund für diese Gewichtszunahme? Den Menschen ist es seit vielen Jahrzehnten ganz offensichtlich nicht gut genug gelungen, ihre Energiebilanz in einem Gleichgewicht zu halten. Zu viel Nahrung und zu wenig Bewegung! Natürlich sind Prognosen schwierig, zumal sie die Zukunft betreffen, aber man muss kein Hellseher sein, um vorherzusagen, dass die Masse der Menschen in den nächsten Jahr-

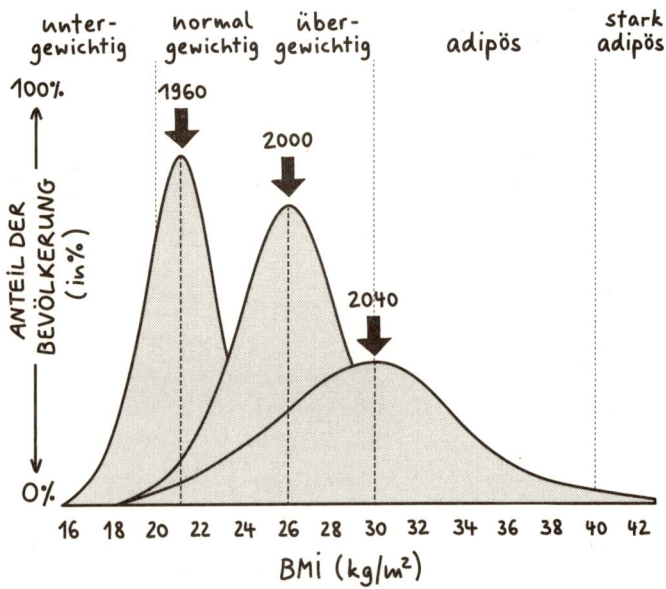

Entwicklung und Prognose des BMI in den westlichen Industrienationen.[59]

zehnten sicher munter weiterwächst! In Abb. 59 ist für 2040 ein durchschnittlicher BMI von 30 prognostiziert. Nach der heutigen Definition wären dann also 50 % der EuropäerInnen als übergewichtig einzustufen. Bam!

40. DER SOG DER GESELLSCHAFT

Die Menschen werden also immer dicker! Na ja, da habe ich Ihnen nicht unbedingt etwas aus den X-Akten verraten. Überall kann man die Warnungen lesen. Trotzdem ist das eine wichtige Information, über die es sich lohnt nachzudenken. Denn man kann es so sehen: Abb. 59 zeigt Ihnen gewissermaßen den »Sog der Gesellschaft«, dem niemand entkommen kann. Auch Sie nicht! Dieser Sog besteht darin, dass wir mehr essen und vor weniger Bewegung machen als früher und somit die Energiebilanz in eine Schieflage geraten ist.

Spannend ist es, wenn man bedenkt, dass in die Zeit von 1960 bis 2000 die großen Fitnesswellen fielen, etwa Jogging oder Aerobics und in den späten neunziger Jahren dann Nordic Walking. Auch die großen »Diäten-Revolutionen« fanden in diesem Zeitraum statt, Low Carb, Low Fat, Trennkost und weiß der Kuckuck was noch alles. Und was hat das gebracht? Offensichtlich nichts! Dem Sog der Gesellschaft ist anscheinend nicht zu entkommen! Das gilt natürlich nicht nur für die Energiebilanz, sondern generell. Was bedeutet das aber konkret für Sie? Was bedeutet das für das Projekt Abnehmen?

Machen wir ein kleines Rechenbeispiel. In 40 Jahren haben die Menschen im Schnitt um 25 Prozent zugenommen, also in einem Jahrzehnt um etwa 6 Prozent. Nehmen wir an, Sie wollen dauerhaft abnehmen. Stellen wir hohe Ansprüchen und sagen wir, Sie wollen um 10 Prozent abnehmen. Wenn wir nach 10 Jahren wieder messen, muss die Menschheit in Summe aber um 6 Prozent zugenommen haben. Der Sog der Gesellschaft und die Statistik verlangen das. Damit Sie Ihre minus 10 Prozent schaffen, müssen dafür 8 Personen um 8 Prozent zugenommen haben oder 16 Personen um 7 Prozent oder 32 Personen um 6,5 Prozent und so weiter.

Sie sehen das Prinzip! Damit gerade *Sie* abnehmen können, brauchen Sie immer eine gewisse Anzahl von Menschen, die im selben Zeitraum zunehmen. Anders gesagt: Es ist unmöglich, dass *alle*

Menschen gleichzeitig abnehmen. Unsere Gesellschaft, die Art und Weise, wie wir leben, lassen das einfach nicht zu. Damit also gerade Sie abnehmen können, müssen Sie dem Sog der Gesellschaft entkommen. Sie müssen sich individualisieren. Und das ist natürlich eine verdammt schwierige Sache.

41. BLEIBEN SIE AM BALL!

Ich will Sie am Ende dieses Buches noch einmal an den Anfang erinnern. Es gibt im Prinzip nur eine einzige Regel, die Sie beachten müssen, um Körperfett abzunehmen, die alle anderen Regeln – sofern sie sinnvoll sind – beinhaltet! Weil kein Joule verloren gehen kann, ist Zu- und Abnehmen ausschließlich von Ihrer Energiebilanz abhängig. Die einzige und ultimative Regel lautet daher: Um abzunehmen, müssen Sie eine negative Energiebilanz haben. Wie schaffen Sie das? Indem Sie weniger essen und/oder mehr Bewegung machen. Das ist alles, was Sie wissen müssen! Es gibt keine mystischen Mechanismen. Weil dieser Gedanke so wichtig ist, habe ich in Abb. 60 noch einmal alle Komponenten von Input und Output zusammengefasst.

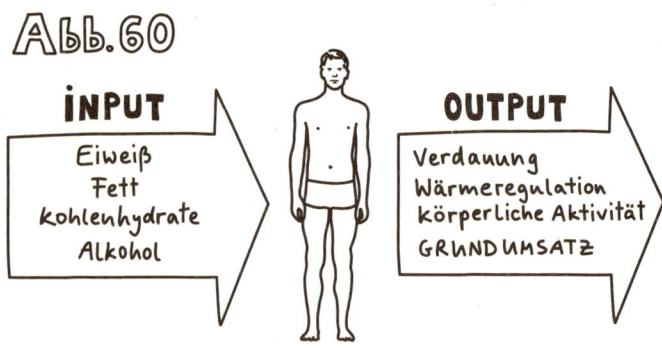

Die gesamte Energiebilanz im Überblick.

Was den Input betrifft, ist es ganz einfach. Wenn Sie sich vernünftig ernähren, können Sie alles so lassen, wie es war – versuchen Sie einfach, etwas weniger von allem zu essen, oder lassen Sie hin und wieder etwas weg. Seien Sie sparsam mit Fruchtsäften, Limonaden und natürlich mit Alkohol. Aber seien Sie nicht zu asketisch! Ein bisschen Leben muss ja auch noch sein! Der 1971 verstorbene amerikanische Komiker Joe E. Lewis hat dazu einmal gesagt: »Ich habe eine Diät gemacht und fettem Essen und Alkohol abgeschworen – in zwei Wochen verlor ich 14 Tage.« Je drastischer Ihre Maßnahmen sind, desto geringer ist die Chance, dass Sie diese auch wirklich längerfristig oder sogar dauerhaft durchhalten.

Was den Output betrifft, ist ebenfalls alles ganz einfach. Sie müssen beim Abnehmen durch Bewegung im Prinzip gar nichts beachten, keinen Puls, keine Mindesttrainingszeit, keinen Stoffwechsel, kein vor oder nach dem Essen. Sie können nichts falsch machen! Sie brauchen nur regelmäßige Aktivität! Wann immer Sie zusätzliche Bewegung machen, geht diese sofort in die Energiebilanz ein. Jeder Schritt zählt! Durch Bewegung abzunehmen ist in gewisser Weise ein Ansparsystem. Ich möchte an dieser Stelle auch noch einmal an das Krafttraining erinnern, das sich ebenfalls sehr gut zum Abnehmen eignet, das sich allerdings schwer quantifizieren lässt.

MASSNAHME	EINSPARUNG PRO TAG	VERGLEICHBAR MIT WIE VIELEN LAUF-KILOMETERN PRO TAG?		TAGE, UM 1 KG FETT ABZUNEHMEN
		60 kg	**80 kg**	
−30 % (FzD, »Friss zwei Drittel«)	3000 kJ (714 kcal)	12 km	9 km	10
−10 %	1000 kJ (238 kcal)	4 km	3 km	30
−1 %	100 kJ (24 kcal)	0,4 km	0,3 km	300

Tabelle 21: Wie viele Laufkilometer pro Tag denselben Effekt haben wie die Einsparung bei der Nahrung.

Was ist effizienter: weniger Essen oder Sport machen? Vergleichen wir dazu die Effekte (Tabelle 21). Ich habe dabei die extremen Varianten wie Nulldiät und »Friss die Hälfte« nicht berücksichtigt, weil diese nicht sinnvoll sind und zu einem starken Abbau der

Muskelmasse führen. Außerdem hält man sie nicht längere Zeit durch.

Eine Reduktion der Nahrung um 10 Prozent wirkt so, als würden Sie jeden Tag 3 bis 4 km laufen. Auf die Woche hochgerechnet sind das immerhin 21 bis 28 km, das entspricht umgerechnet etwa 2 bis 3 Stunden Sport. Das ist nicht wenig. Wahrscheinlich ist es leichter, die Maßnahme »minus 10 Prozent« auf längere Zeit durchzuhalten als dieses Laufpensum. Bei minus 30 Prozent ist es auf jeden Fall ganz offensichtlich, weil um die 10 km laufen pro Tag fällt auf jeden Fall schon unter Leistungssport. Allerdings muss man auf der anderen Seite miteinbeziehen, dass bei der Nahrungsreduktion aller Wahrscheinlichkeit nach auch der Grundumsatz nachlässt und einen Teil des Effekts wieder auffrisst. Plakativ gesagt gilt bei Ernährung also: Minus 1000 kJ sind nicht minus 1000 kJ. Beim Sport gibt es keine vermindernden Effekte. Da bleibt alles immer zur Gänze erhalten – außer Sie essen nachher mehr als sonst.

Mit Abstand am günstigsten ist es natürlich, beide Maßnahmen, also Nahrungsreduktion und Aktivität, zu kombinieren. Dann geht es erstens schneller und zweitens verhindern Sie, dass der Grundumsatz absinkt, wodurch es noch einmal schneller geht. Es hat aber auch noch einen dritten Vorteil. Wenn Sie die Nahrungsreduktion beenden, aber weiterhin Sport machen beziehungsweise aktiv sind, können Sie den Jojo-Effekt verhindern. Und der vierte Vorteil ist der, dass Sie durch Aktivität auf jeden Fall den Bonus der erhöhten Gesundheit bekommen, selbst wenn Sie gar nichts abnehmen.

Zwei Punkte sind für erfolgreiches Abnehmen unbedingt zu beachten: Seien Sie realistisch und seien Sie geduldig! Selbst unter Einsatz aller zur Verfügung stehenden Mittel dauert es relativ lang, bis Sie einige Kilogramm Fett abgenommen haben. Abnehmen ist immer mühsam! Abnehmen ist immer ein Langzeitprojekt! Wer Ihnen etwas anderes erzählt, der lügt! Die Fettpolster, die Sie loswerden wollen, sind ja auch nicht von heute auf morgen entstanden. Bleiben Sie deshalb am Ball, aber wiegen Sie sich nicht nach jeder Sporteinheit ab – das bringt nichts. Und wenn der Körper »jammert«, weil er noch etwas essen oder sich nicht mehr bewegen möchte, denken Sie daran: Das Ich muss immer der Chef im Haus bleiben. Oder wie es der 1997 verstorbene österreichische Neurologe und Psychiater Viktor Frankl treffend formuliert hat: »Man muss sich von sich selbst nicht alles gefallen lassen!«

DANK

Am Zustandekommen dieses Buches waren zahlreiche Menschen beteiligt, für deren Unterstützung ich mich herzlich bedanke. Drei Personen möchte ich namentlich erwähnen: meine Frau Kveta, die meine Phasen blinder Arbeitswut, Zerstreutheit und Gereiztheit meistens mit Gelassenheit und Humor ertrug; den Physiker Gerald Opelt, der mir stets in physikalischen Fragen zur Seite stand; und den Arzt Kurt Moosburger, der mir als Spezialist für Sport und Ernährung medizinisch auf die Finger schaute.

QUELLENANGABEN

1 Kaku, Michio: Die Physik des Unmöglichen, Rowohlt: Reinbek 2008, S. 326

2 Klemm, Friedrich: Perpetuum mobile. Ein »unmöglicher« Menschheitstraum, Edition Harenberg: Dortmund 1983, S. 7

3 Störig, Hans Joachim: Kleine Weltgeschichte der Wissenschaft 2, Fischer Taschenbuch: Hamburg 1982, S. 89 ff.

4 Weizsäcker, Carl Friedrich von: Große Physiker von Aristoteles bis Werner Heisenberg, Marixverlag: Wiesbaden 2004, S. 224

5 Cartoon von Randall Munroe unter: https://xkcd.com/435/

6 NCD Risk Factor Collaboration: Trends in adult body-mass index in 200 countries from 1975 to 2014: a pooled analysis of 1698 population-based measurement studies with 19.2 million participants, The Lancet Volume 387, issue 10026, P1377 – 1396, April 02, 2016

7 Singh, J. et al., Britisch Jorunal of Nutrition, 1989, 62 (2), S. 315 – 329

8 Silbernagl, Stefan/Despopoulos, Agamemnon: Taschenatlas der Physiologie, Thieme: Stuttgart 2006, S. 265; Kunsch, Konrad/Kunsch, Steffen: Der Mensch in Zahlen, Gustav Fischer Verlag: Stuttgart 2007, S. 109

9 Kunsch, Konrad/Kunsch, Steffen: Der Mensch in Zahlen, Gustav Fischer Verlag: Stuttgart 2007, S. 207

10 Silbernagl, Stefan/Despopoulos, Agamemnon: Taschenatlas der Physiologie, Thieme: Stuttgart 2006, S. 169

11 Konopka, Peter: Sporternährung, BLV: München 2008, S. 99

12 Zitat aus dem Programm »Anleitung zum Diätwahnsinn« von Bernhard Ludwig

13 Quelle: Lebensmitteldatenbank fddb.info

14 In Cordoba 1978 ereignete sich bei der Fußball-WM ein »Wunder«, weil Österreich gegen Deutschland mit 3:2 gewann. Davon wird in Österreich noch heute geträumt.

15 Quelle: OECD (2022), Alcohol consumption (indicator). doi: 10.1787/e6895909-en (Accessed on 06 February 2022)

16 Hauber-Schwenk, Gaby/Schwenk, Michael: dtv-Atlas Ernährung, dtv: München 2000; Biesalski, Hans Konrad/Grimm, Peter: Taschenatlas Ernährung, Thieme: Stuttgart 2007, S. 34 ff.; Pinel, John P. J./Pauli, Paul: Biopsychologie, Pearson Studium 2007, S. 382 ff.

17 Pinel, John P. J./Pauli, Paul: Biopsychologie, Pearson Studium 2007, S. 387

18 Ebd., S. 388

19 Ebd., S. 393

20 Redd, M./de Castro, J. M.: Social facilitation of eating: Effects of social instruction on food intake, Physiology Behavior 1992, 52, S. 749–754

21 Rogers, P. J./Blundell, J. E.: Investigation of food selection and meal parameters during the development of dietary induced obesity, Appetite 1 (1980), S. 85–88

22 Licht, Luft und Leichen. Artikelsammlung zum Thema Lichtnahrung der Aktion für Geistige und Psychische Freiheit (AGPF), Focus, Nr. 29, 8/1999

23 Fernsehdokumentation über den Selbstversuch von Jasmuheen, Australisches Fernsehen 1999

24 Fasten für Fortgeschrittene: Die Lichtesser, Die Presse, 20. Februar 2010

25 Heusser, P./Wolf, U./Vonwiller, H. M./Messerli, N./Laederach-Hofmann, K.: Nutrition with »light and water«? In strict isolation for 10 days without food – a critical case study, Forschende Komplementärmedizin 2008, 15 (4), S. 203–209

26 Kunsch, Konrad/Kunsch, Steffen: Der Mensch in Zahlen, Gustav Fischer Verlag: Stuttgart 2007, S. 27

27 Penn, Dustin J. et al.: Individual and gender fingerprints in human body odour, Journal of the royal society 2/2006

28 Kunsch, Konrad/Kunsch, Steffen: Der Mensch in Zahlen, Gustav Fischer Verlag: Stuttgart 2007, S. 127

29 Ebd., S. 118 f.

30 Silbernagl, Stefan/Despopoulos, Agamemnon: Taschenatlas der Physiologie, Thieme: Stuttgart 2006, S. 228

31 Schmidt, Robert F./Lang, Florian/Heckmann, Manfred: Physiologie des Menschen: mit Pathophysiologie, Springer Medizin Verlag: Heidelberg [31]2010, S. 838

32 Golenhofen, Klaus: Basislehrbuch Physiologie, Urban & Fischer: München 2006, S. 293

33 Harris, J./Benedict, F.: A Biometric Study of Human Basal Metabolism, Proceedings of the National Academy of Sciences, 4, Nr. 12, 1918, S. 370–373

34 Golenhofen, Klaus: Basislehrbuch Physiologie, Urban & Fischer: München 2006, S. 293

35 Schoeller, D. A.: Measurement of Energy Expenditure in Free-Living Humans by Using Doubly Labeled Water, The Journal of Nutrition 1988, S. 1278–1289

36 Roberts, Susan B. et al.: Comparison of the doubly labeled water ($2H_2180$) method with indirect calorimetry and a nutrientbalance study for simultaneous determination of energy expenditure, water intake, and metabolizable energy intake in preterm infants, The American Journal of Clinical Nutrition 44/1986, S. 315–322

37 Lifson, N./McClintock, R.: Theory of the use of the turnover rate of body water for measuring energy and material balance, Journal of Theoretical Biology 12/1966, S. 46–74; Schoeller, D. A./van Santen, E.: Measurement of energy expenditure in humans by doubly labelled water method, Journal of Applied Physiology, 1982, 53 (4), S. 955–959

38 Biesalski, Hans Konrad/Grimm, Peter: Taschenatlas Ernährung, Thieme: Stuttgart [3]2004, S. 29

39 Westerterp, Klaas R.: Diet induced thermogenesis, Nutrition & Metabolism 2004, 1:5

40 Westerterp, Klaas R.: Diet induced thermogenesis, Nutrition & Metabolism 2004, 1:5; Biesalski, Hans Konrad/Grimm, Peter: Taschenatlas Ernährung, Thieme: Stuttgart 2007, S. 24; Luppa, D.: Regulation der Nahrungszufuhr und der Effizienz der Nahrungsenergieverwertung, Klinische Sportmedizin 2001, S. 116

41 Weineck, Jürgen: Sportbiologie, Spitta Verlag: Balingen 2004, S. 47 f.

42 Ebd., S. 49

43 Meahlum, S. et al.: Magnitude and duration of excess postexercise oxygen consumption in healthy young subjects, Metabolism 1986, 35 (5), S. 425–429; Osterberg K. L./Melby, C. L.: Effect of acute resistance exercise on postexercise oxygen consumption and resting metabolic rate in young women, International Journal of Sport Nutrition and Exercise Metabolism, 2000, 10 (1), S. 71–81

44 Hottenrott & Sommer: Fettstoffwechseltraining und Belastungsintensität. Besser vor dem Dauerlauf nichts essen?, Deutsche Zeitschrift für Sportmedizin 52/2001, Sonderheft, S. 7 f.

45 Laforgia, J. et al.: Comparison of energy expenditure elevations after submaximal and supramaximal running, Journal of Applied Physiology, September 1996

46 Quelle: Wikipedia

47 Heck, Hermann: Energiestoffwechsel und medizinische Leistungsdiagnostik, Hofmann-Verlag: Schorndorf 1990, S. 12; De Marées, Horst: Sportphysiologie, Sport & Buch Strauß: Köln 1994, S. 422; Schmidt, Robert/Thews, Gerhard (Hrsg.): Physiologie des Menschen, Springer: Heidelberg [23]1995, Kap. 24; Grandjean, Etienne: Physiologische Arbeitsgestaltung – Leitfaden der Ergonomie, Ott Verlag: Thun 1991, S. 87 f.

48 Haber, Paul: Leitfaden zur medizinischen Trainingsberatung: Von der Rehabilitation bis zum Leistungssport, Springer: Wien, New York 2001, S. 347; Arens-Azevêdo, Ulrike: Ernährungslehre: Zeitgemäß, praxisnah, Bildungsverlag EINS: Köln 2005, S. 173

49 Arens-Azevêdo, Ulrike: Ernährungslehre: Zeitgemäß, praxisnah, Bildungsverlag EINS: Köln 2005, S. 173; Mecheels, Jürgen: Körper, Klima, Kleidung: Wie funktioniert unsere Kleidung?, Fachverlag Schiele & Schön: Berlin 1998, S. 18

50 Schlicht, Wolfgang/Brand, Ralf: Körperliche Aktivität, Sport und Gesundheit: Eine interdisziplinäre Einführung, Juventa: Weinheim und München 2007, S. 27

51 Originalquelle unbekannt; findet sich z. B. auf https://www. thehealthybackblog.com/tag/abbotsford-chiropractic/

52 Margaria, Rodolfo: Energiequellen der Muskelarbeit. Biomechanik der Fortbewegung, Sportmedizinische Schriftenreihe, Band 13, Leipzig 1982

53 Walter, Kerstin: Fallbuch Physiologie, Thieme: Stuttgart 2005, S. 147; Emminger, Hamid/Benz, Christian: Physikum exakt: Das gesamte Prüfungswissen für die 1. ÄP, Thieme: Stuttgart 2005, S. 527

54 Wilmore, Jack H. et al.: Physiology of sport and exercise, Human Kinetics 2008, S. 509

55 McArdle, William D. et al.: Essentials of exercise physiology, Lippincott Williams & Wilkins 2005, S. 618

56 Bohlen, Joseph G. et al.: Heart Rate, Rate-Pressure Product, and Oxygen Uptake During Four Sexual Activities, Archives of Internal Medicine 144 (1984), S. 1745 – 1748

57 U.S. Department of Health and Human Services: Physical Activity Guidelines Advisory Committee Report 2008, S. 146

58 Quelle: WHO, https://apps.who.int/bmi

59 Müller, Manfred et al.: Prävention und Therapie von Übergewicht im Kindes- und Jugendalter, Deutsches Ärzteblatt, Jg. 103, Heft 6, 2006/2

REGISTER

Die Zeit reicht nicht aus – niemals

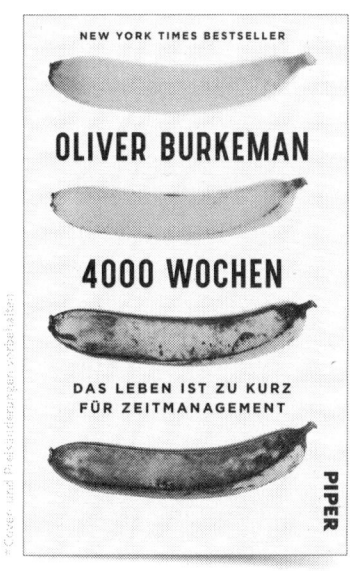

Oliver Burkeman

4000 Wochen

Das Leben ist zu kurz für
Zeitmanagement

Aus dem Englischen von Heide
Lutosch und Henning Dedekind
Piper, 304 Seiten
ISBN 978-3-492-05816-2

Gerade einmal 4000 Wochen haben wir auf der Erde, und das auch nur, wenn wir um die achtzig werden. Kein Wunder, dass wir unaufhörlich versuchen, möglichst viel in diese kurze Zeit hineinzupressen. Dabei verlieren wir genau die Dinge aus dem Blick, die uns wirklich wichtig sind und uns vor allem glücklich machen. Oliver Burkeman führt geistreich und kurzweilig vor, wie wir dem Zeit- und Effizienzdruck widerstehen – und damit der Kürze und den Möglichkeiten unseres Lebens gerecht werden können.

PIPER

Der internationale Bestseller erstmals auf Deutsch!

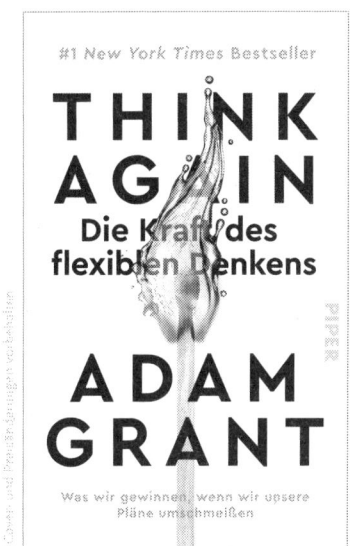

Adam Grant

Think Again – Die Kraft des flexiblen Denkens

Was wir gewinnen, wenn wir unsere Pläne umschmeißen

Aus dem Englischen von
Ursula Pesch
Piper, 368 Seiten
ISBN 978-3-492-07135-2

Intelligenz wird üblicherweise verstanden als die Fähigkeit, zu denken und zu lernen. Doch in einer Welt, die sich rasant verändert, brauchen wir etwas ganz anderes genauso dringend: die Fähigkeit, Gedachtes zu überdenken und uns von Erlerntem wieder zu lösen. Anhand praktischer Beispiele zeigt Adam Grant: Nur wer seine Komfortzone verlässt, wer Zweifel und unterschiedliche Ansichten zulässt, ohne sich bedroht zu fühlen, eröffnet sich die großartige Chance, wirklich neue Erkenntnisse zu gewinnen.

Leseproben, E-Books und mehr unter www.piper.de

PIPER

»Schwungvoll geschrieben und hochaktuell.«

The Boston Globe

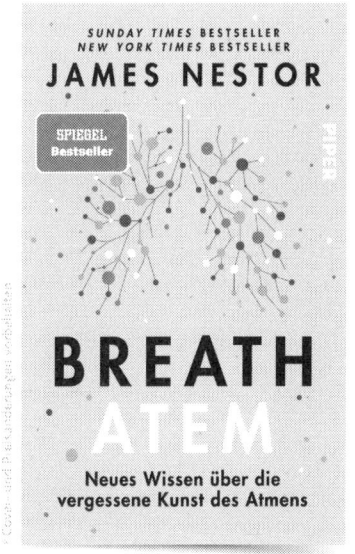

Hier reinlesen!

James Nestor

Breath – Atem

Neues Wissen über die vergessene
Kunst des Atmens

Aus dem Englischen von
Martin Bayer
Piper, 336 Seiten
ISBN 978-3-492-05851-3

Nichts ist wichtiger für unsere Gesundheit und unser Wohlbefinden als der Atem. Doch viele haben verlernt, wie man richtig atmet. James Nestor nimmt uns mit auf eine faszinierende Abenteuerreise in alle Welt, um herauszufinden, wie wir lernen, wieder richtig zu atmen und gesünder zu leben. »Eine begeisternde wissenschaftliche, kulturelle und spirituelle Geschichte darüber, wie wir atmen – und warum wir schon so lange falsch atmen.« Elizabeth Gilbert, Bestsellerautorin

PIPER

Leseproben, E-Books und mehr unter **www.piper.de**

»So viel unterhaltsame Wissenschaft kommt selten vor.«

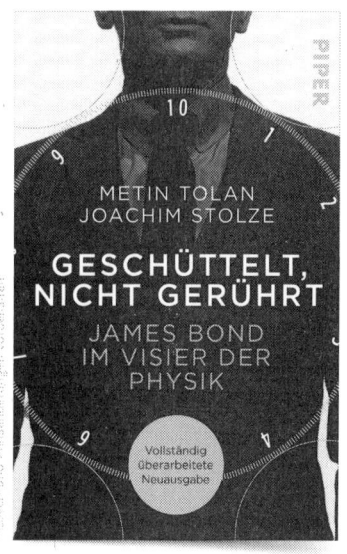

Metin Tolan /
Joachim Stolze

Geschüttelt, nicht gerührt

James Bond im Visier der Physik

Piper Taschenbuch, 336 Seiten
ISBN 978-3-492-31026-0

Wie funktioniert die Röntgenbrille, mit der James Bond sehen kann, ob die Dame am Roulettetisch eine Pistole im Strumpfband trägt? Kann man wirklich einem abstürzenden Flugzeug hinterher springen und es noch in der Luft einholen? Und kann man sich mit einem Auto gleich siebenmal überschlagen? Deutschlands verwegenster Physikprofessor Metin Tolan analysiert die Stunts und Gadgets der 007-Filme und beantwortet sogar die Frage aller Fragen: Warum trinkt Bond seinen Wodka-Martini geschüttelt, nicht gerührt?

PIPER

Leseproben, E-Books und mehr unter www.piper.de

Was essen wir da eigentlich?

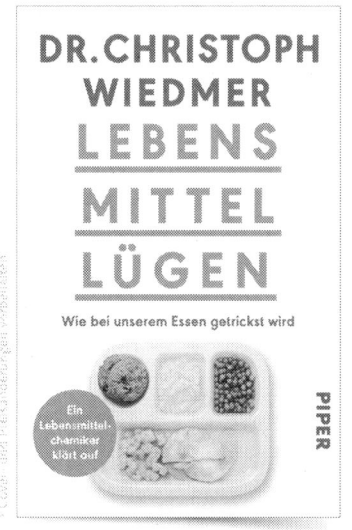

Christoph Wiedmer

Lebensmittellügen

Wie bei unserem Essen getrickst
wird – ein Lebensmittelchemiker
klärt auf

Piper Paperback, 240 Seiten
ISBN 978-3-492-06181-0

Nirgends kursieren so viele Mythen und Lügen wie in der
Welt der Ernährung: Sind Süßstoffe tatsächlich so schädlich
wie ihr Ruf? Steht auf der Verpackung wirklich alles, was
auch drin ist? Bringen Proteinpulver für Sportler und
Nahrungsergänzungsmittel wirklich was, oder schaden sie
am Ende sogar? Lebensmittelchemiker Christoph Wiedmer
kennt die Antworten auf diese und viele weitere Fragen und
zeigt in seinem Buch praktisch und unterhaltsam, worauf wir
beim nächsten Einkauf wirklich achten sollten.

PIPER

Leseproben, E-Books und mehr unter **www.piper.de**

Iss dich fit!

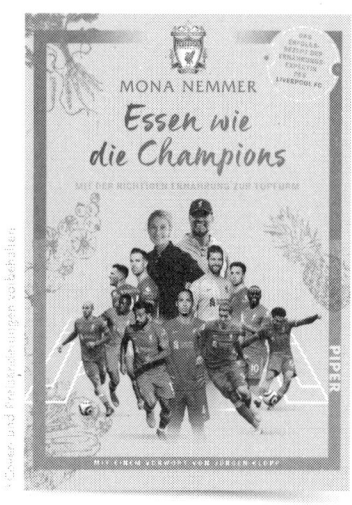

Mona Nemmer

Essen wie die Champions

Mit der richtigen Ernährung zur
Topform – Das Erfolgsrezept
der Ernährungsexpertin des
Liverpool FC, Das Erfolgsrezept der
Ernährungsexpertin des Liverpool
FC

Aus dem Englischen von
Cornelia Stoll
Piper Paperback, 256 Seiten
ISBN 978-3-492-06327-2

Es ist kein Zufall, dass die rekordverdächtigen Erfolge des
Liverpool FC mit der Arbeit von Mona Nemmer beim
Verein zusammenfallen. Denn Ernährung ist ein wichtiger
Schlüsselfaktor für das hohe Leistungslevel im Spiel- und
Trainingsbetrieb. Als Ernährungsexpertin sorgt sie dafür, dass
die Spieler die richtigen Dinge auf dem Teller haben, um ihr
Potenzial voll auszuschöpfen. Mona Nemmers Buch bietet
einen umfangreichen Ernährungskompass – und ist ein Muss
für alle, die fit und erfolgreich sein wollen.

PIPER

Leseproben, E-Books und mehr unter www.piper.de